(W)ONDERWEG

Mijn ontdekkingsreis naar en van Medical Qi Gong.

ILS COOLS

Countless Words

Count Less

Than the Silent Balance

Between Yin and Yang

Lao Tzu

INHOUD

VOORWOORD

Het boek dat je nu in handen hebt, is er gekomen door een terloopse opmerking van één van mijn bloglezers en ex-collega. "Je moet een boek maken van al die belevenissen van jou." Ik heb het weggelachen maar er moet iets van zijn blijven hangen want het resultaat heb je in handen of zie je op je scherm. Het boek bestaat uit blogposts die verschenen zijn op onderwegnaaryoga.wordpress.com gedurende de periode november 2013 – september 2017, aan elkaar gebreid met wat extra achtergrond, anekdotes en kanttekeningen. De blogposts kan je herkennen aan de grote beginletter en de inspringing in de tekst. Sommigen heb ik integraal overgenomen, sommige zijn lichtelijk aangepast, van anderen werden delen weggelaten die niet relevant zijn voor het verhaal of ze werden samengevoegd om een coherenter geheel te vormen. Ik heb enkel degenen verwerkt waarvan ik vond dat ze de moeite waard waren. Een heel deel heb ik weggelaten. Die kan je nog altijd vinden op de blog. Het deel dat ik weggelaten heb, zijn voornamelijk de posts die meer over reizen en mijn sociale leven gaan dan over Qi Gong. Wat ik met jullie wilde delen is niet het reizen, daar zijn honderden boeken over, en ook niet mijn sociale leven, dat kan je op facebook bekijken. Ik wilde jullie deelgenoot maken van mijn weg naar Qi

Gong en hoe die verlopen is. Daar zit een deeltje reizen bij in, dat ik niet wilde weglaten omdat er tijdens die periode kantelmomenten geweest zijn die ik maar achteraf heb kunnen herkennen. Daarnaast denk ik dat mijn ervaringen met Qi Gong andere studenten die starten met dit systeem een kader kunnen geven. Niet om te zoeken naar dezelfde sensaties die ik voelde maar om aan te geven dat hun gewaarwordingen niet abnormaal zijn. Ik heb mezelf meerdere keren opgetrokken aan verhalen van senior studenten. Een welgemeend: "Hé, ik begrijp wat je voelt, ik heb het ook doorgemaakt." kan net dat duwtje zijn dat je nodig hebt om door te gaan. Tijdens mijn leerperiode in Thailand heb ik vele studenten zien komen, gaan en weer terugkomen. Ik heb ze zien worstelen met dezelfde dingen waarmee ik in die eerste maanden worstelde. Ik heb ze door dezelfde verwondering zien gaan wanneer dingen beginnen te veranderen. Ik heb lichamen zien veranderen, ik heb geesten zien veranderen. Alle emoties waarmee je in je dagelijks leven te maken krijgt, krijg je ook voorgeschoteld in je practice. Woede, verdriet, angst, blijdschap, verwondering, acceptatie, tevredenheid etc. Alles zit erin. Hoe ga je daarmee om? Door de schrijfseltjes terug te lezen, merkte ik dat ik daarover nogal terughoudend was. Op dat moment bleek dat mijn manier te zijn om ermee om te gaan. Toch zal je merken dat de toon luchtiger wordt naarmate de tijd vordert. Alweer een effect van Qi Gong. Eigenlijk is het leven één groot feest en hoef je alles niet so serieus te nemen. Shit happens, but you need shit to grow flowers. De mooiste lotusbloemen zitten met hun wortels diep in de modder.

Mijn Qi Gong (W)Onderweg gaat nog altijd door. Ben je benieuwd geworden of Qi Gong iets voor jou is? Of wil je net als ik meer? Dat kan. Via www.qiflowqigong.com of www.facebook.com/qigonginsitia kan je zien welke lessen ik aanbied. Via de contactpagina kan je me een berichtje sturen voor privélessen of voor langdurige arrangementen.

Dank je en veel leesplezier!
Ils

DEEL I

De weg naar Qi Gong

Over yoga en reizen

(nov 2013 – juni 2014)

1. HET BEGIN

Op een druiligere dag werd ik wakker met haar woorden in mijn hoofd: "Je zou er een boek moeten van maken." Ik proefde de woorden en dacht: "Ja waarom ook niet, misschien is het geen slecht idee." Na wat liggen twijfelen: "Wie gaat dat in Godsnaam willen lezen? Hoe ga ik daar aan moeten beginnen? Zou ik me niet beter bezighouden met andere belangrijkere dingen?" heb ik dat gekke idee eventjes aan de kant geschoven, de dekens wat dichter rond me getrokken en liggen soezen terwijl buiten het zonnetje maar niet door de wolken geraakte. We schrijven 6 december 2018, Sitia, Kreta.

Diezelfde 6 december later in de ochtend ben ik achter mijn laptop gekropen. Terwijl in België en Nederland de goede Sint met zijn zwarte pieten en de hele controverse errond bij de brave kindjes spoelgoed, chocoladefiguurtjes en mandarijntjes heeft gebracht, bracht hij bij mij een onweerstaanbare drang om zwarte letters op wit papier te laten verschijnen. Het begin was gemaakt. Maar wat was nu écht het begin? Vrienden zeiden me wel eens: "Jouw leven lijkt op dat van die dame uit Eat, Pray, Love. De enige gelijkenis die ik zie is dat we beiden naar Azië zijn getrokken. En dat dat ons leven heeft veranderd. Maar het echte begin ligt niet in Azië. Het echte begin ligt in België. Bij twee onafhankelijke beslissingen. De eerste was dat ik loopbaanonderbreking zou nemen en een yoga opleiding zou gaan volgen in Thailand.

Hoe kom je er in godsnaam bij om een yoga opleiding te gaan volgen in Thailand? Wel, daar is een heel proces aan vooraf gegaan. Het eerste wat meegespeeld heeft is de ervaring van het geven van bodybalance en bodypump in de fitness. Ik vond dat zo fijn om te doen, het lesgeven ging me goed af (al zeg ik dat zelf...) en de reakties van mijn "leerlingen" waren geweldig leuk. Waar ik me niet zo goed bij voelde was dat ik de lessen moest leren van een video en dat ik eigenlijk geen idee had wat ik moest doen of zeggen wanneer mensen mij kwamen vertellen dat ze rug- nek- of andere klachten hadden, uitgenomen dat ze moesten luisteren naar hun lichaam en niets moesten doen wat pijn deed. Wat meer achtergrond zou echt wel nuttig geweest zijn. Toen het lesgeven niet meer combineerbaar bleek met werk en andere activiteiten, wilde ik het yoga-gedeelte van die lessen zelf wat meer ervaren. Ik heb een aantal proeflessen gevolgd en bij Gwenda voelde het van de eerste keer goed. Ze werkt erg met energie en dat sprak me enorm aan en deed me goed. Lichamelijk en geestelijk. Omdat ik maar één keer per week les kon volgen, wilde ik thuis ook wat aan yoga doen. Maar dan komt het. Hoe begin je daaraan? Welke poses eerst? Kan je fouten maken? De ene pose werkt op dit soort energie, de andere op dat soort, kunnen die mekaar opheffen? Ben ik dan rare dingen aan het doen? Wat meer achtergrond zou echt wel nuttig geweest zijn. Begin je het patroon te zien? De zoektocht naar mogelijkheden om meer inzicht te krijgen in yoga en de poses kwamen altijd op hetzelfde uit: een lerarenopleiding. Omdat het lesgeven zo'n leuke ervaring was, zag ik dat wel zitten. Ik wilde een opleiding waarin je diep gaat en waarin je helemaal ondergedompeld wordt. Deze zijn niet te vinden in België en Nederland. Daarvoor moet je naar het buitenland. Daar doen ze opleidingen van 1 tot 3 maanden, ononderbroken. Waarom dan uiteindelijk Thailand? Omdat ze daar de yoga geven die ik zelf krijg van Gwenda en die zij daar ook gevolgd heeft. In juni 2013 heb ik me ingeschreven en in augustus ben ik toegelaten. Met mij nog 21 anderen. De opleiding wordt slecht 2 maal per jaar gegeven en zit zo vol. Ik ben heel blij dat ik toegelaten ben.

De tweede beslissing was dat mijn toenmalige partner en ik na een relatie van 12 jaar besloten te trouwen. Beide beslissingen begonnen met elkaar te verweven, eens ze genomen waren. De yoga opleiding kon maar pas aangevangen worden na het huwelijk zodat niet alles tegelijkertijd geregeld moest worden. Het was immers niet enkel de bedoeling om de drie maanden yoga opleiding te doen, we zouden daarna zes maanden door Azië reizen en de laatste drie maanden van dat jaar gebruiken om te kijken of we in Kreta iets konden opstarten met yoga en overnachtingen. Het is allemaal een beetje anders gelopen dan gepland. De quote "Life is what happens when you're making other plans" is hier echt op zijn plaats. Het leven had duidelijk iets anders in petto voor ons beiden. En daarvoor moest eerst de wereld die ik kende en koesterde in honderdduizend stukjes uiteenvallen. Eén zinnetje bracht de eerste barsten tevoorschijn.

"Ik weet niet meer wat ik voor je voel, ik denk dat we niet hadden moeten trouwen."

Krak, krak, kraaaaak. Wat nu? Nog anderhalve maand hebben de stukjes aan elkaar gehangen tot die bewuste vrijdagavond ze met één welgemikte slag aan mijn voeten vielen.

"Ik wil dat we ieder onze eigen weg gaan."

Pas een aantal minuten later drong het tot me door wat het betekende en kwamen de tranen. Tranen die uit een onuitputtelijke bron leken te komen. Die op de meest ongelegen momenten in mijn ogen sprongen. In de auto op weg naar het werk (even aan de kant), op een feestje, bij een klant, in de yogales,... Moeilijke momenten maar ongemerkt sloop er een onverzettelijkheid bij in. Een ik-overleef-dit-wel-en-ga-niet-in-een-hoekje-zitten-janken houding. De tranen droogden op en de voorbereidingen voor de yoga opleiding konden beginnen. Het feit dat die gereserveerd en het voorschot betaald was, heeft me de kracht gegeven om door te gaan. Ik moest en zou me niet laten doen door een stomme relatiebreuk. En niet alleen dat heeft me doen doorzetten. Zoveel mensen rondom mij hebben me door die donkere periode geholpen. De gesprekken, de feestjes, het begrip, de aanmoediging, de ondersteuning, alles wat ik op dat moment nodig had, was er. Jullie waren er! Dank je! Wanneer ik nu terugkijk op die periode kan ik alleen maar dankbaar zijn en zou ik er absoluut niets aan willen veranderen. Ik ben zo blij dat mijn wereld door elkaar geschud geweest is. Het was nodig, het heeft me alleen maar goede dingen gebracht. Maar zei me dat niet terwijl het allemaal aan de gang was. Ik had je niet geloofd en als blikken konden doden, was je er waarschijnlijk niet meer geweest.

Hoewel ik het toen nog niet wist, was de meest avontuurlijke en de meest onwaarschijnlijke periode van mijn leven aangebroken.

2. VOORBEREIDINGEN

Twee januari 2014, de grote dag, de dag waarop ik België achter me zou laten voor een jaar. De deur achter je dichttrekken en het vliegtuig opstappen is het beeld dat je in een film te zien zou krijgen. In het echte leven gaat het er een beetje anders aan toe. Daar moeten tijdskrediet en een visa aanvraagd worden, inentingen gehaald worden, betalingen uitgevoerd worden, to do lijstjes gemaakt en afgekruist worden, communicatiemiddelen aangekocht worden, rugzakken gepakt worden en zenuwen in check worden gehouden. Ik schreef het destijds als volgt:

De eerste stap was een datum plakken op mijn "ik-ga-yoga-leren" droom. Toen het duidelijk was dat het januari 2014 zou worden, kon het plannen van de tweede stap beginnen: tijdskrediet aanvragen. Dilemma! Hoe en wanneer breng je je werkgever op de hoogte? Officieel moet je dit maar maximum 3 maanden vooraf schriftelijk aanvragen. Maar schriftelijk? En zo kort? Nee, dat voelde niet goed. Ik wilde het persoonlijk zeggen en mijn werkgever niet voor het blok zetten. Drie maanden om een oplossing te zoeken voor iemand die er een jaar tussenuit wil, is echt heel kort. Aan de andere kant: hoe gaan ze reageren als ik het te vroeg zeg? In deze tijden van crisis is het al niet gemakkelijk, gaan ze me nu niet met een vergrootglas bekijken? Vragen, vragen, vragen. En iedereen die je erover aanspreekt zegt iets anders. Van "Nee, absoluut niet zeggen voor drie maanden" tot "zo gauw je je beslissing genomen hebt het laten weten". Uiteindelijk heb ik mijn gevoel gevolgd en het aangebracht op een moment dat het voor mij gepast leek. Zo ergens tussen de twee uitersten in, op het moment dat de aanvraag voor de training ingediend was. Toen wist ik zeker, wat er ook gebeurd, ik ga hiermee door. Of ze het nu goed of slecht opnemen maakte op dat moment echt niets meer uit. Voor sommigen kwam het als een verrassing, anderen had ik al in vertrouwen genomen. Mijn werkgever heeft positief gereageerd en me veel succes gewenst. Ik heb 13 maanden om me te herbronnen en nadien kan ik gewoon terug aan de slag. Of misschien ook niet. Je weet nooit wat er op je pad komt. Als er één ding is dat ik in het jaar 2013 geleerd heb, is het dat er geen zekerheden bestaan in het leven. Dat alles voorbij gaat.

"Of misschien ook niet, je weet nooit wat er op je pad

komt." Toen al was er diep in mij iets dat zei dat ik niet meer terug zou keren naar de job die ik achterliet. Dat ik ook de yoga achter me zou laten, kon ik me op dat moment niet voorstellen. Maar eerst nog wat meer voorbereidingen.

Yes, ik heb het vast, mijn visum. Dat was echt een fluitje van een cent. Een formulier van 1 pagina in het dubbel invullen, drie pasfototjes en een kopietje van je vliegticket toevoegen, reispas niet vergeten, naar het Thais consulaat in Berchem rijden op maandag, 60 euro betalen en op vrijdag je visum al mogen gaan halen. Zo simpel. Ook de inentingen gingen vlot. Op 11/12/13 (Wat een datum!) heb ik de laatste 2 van 5 prikken gehad en voilà, ik ben ingeënt tegen rabiës en Japanse encefalitis. Gelukkig was ik al ingeënt tegen hepatitis a en b, buiktyfus en gele koorts anders was die linkerarm helemaal lek geprikt.

De betaling van de opleiding had heel wat meer voeten in de aarde en ik herinner me nog goed dat er zich allerlei doemscenario's in mijn hoofd afspeelden waarbij het meest voorkomende hetgene was waarbij ik niet zou kunnen deelnemen. Ondertussen weet ik dat als het voor jou bestemd is, het er zal komen. Zoniet, dan niet. In beide gevallen zijn je zorgen maken en doemscenario's bedenken alleen maar een verspilling van tijd en energie. Na 5 pogingen en een paar keer heen en weer rijden naar de bank kon ik op beide oren slapen. De betaling was doorgegaan. De communicatiemiddelen waren een ander paar mouwen en hebben me redelijk wat slapeloze nachten gekost. De aanschaf van je eerste smartphone is tenslotte iets waar je 700 vergelijkingssites moet voor afsurfen, nachten moet over wakker liggen terwijl RAM's, GB's etc je brein aan het vuren houden. Toegegeven, het heeft nut gehad want op diezelfde laptop toen aangeschaft, typ ik nu deze woorden. De smartphone heeft het jammer genoeg zolang niet uitgehouden. En dan was er nog dit:

Tussen het kadootjes kopen, Kerst en Nieuwjaar vieren en alle mensen die me nog graag even willen zien voor ik vertrek, moeten er nog pasfoto's genomen worden, een laatste keer naar de kapper gegaan worden, mijn boeken van de bib terug gedaan worden (Nee, Ils, geen nieuwe meenemen! Die boete gaat echt veel te hoog oplopen!) en een halve apotheek leeg gekocht worden. Allé, voor mijn doen toch. Ik mag dan wel een diploma in handen hebben waarop staat dat ik apotheker ben, in de praktijk heb ik enkel motilium in huis en een pijnstiller die waarschijnlijk al 7 jaar over datum is. Ik wil maar zeggen dat ik zelden of nooit geneesmiddelen neem en dat de hoeveelheden die nu voor me liggen groter zijn dan alles wat ik de laatste 15 jaar ingenomen heb. Ondertussen vraagt zowat iedereen of mijn valies al klaar is. Euh. Nee. Ik heb het veel te druk met kadootjes kopen, uit gaan eten, to-do lijstjes afstrepen en zo meer. Ik denk dat ik ondertussen alles heb wat ik nodig denk te hebben maar ik verwacht eerlijk gezegd dat ik die valies maar 1 januari 's avonds zal maken. Het is trouwens geen valies maar een rugzak. En ik hoop dat ik hem onder de 15 kg, liefst rond de 10 kg, kan houden. Voor degenen die gruwelen bij het idee om daarom maar 2 onderbroeken mee te hebben, ik ga ervan uit dat je, om aan hetzelfde gewicht te komen, dat aantal mag verdubbelen als het strings zijn. En een handwasje is zo gedaan hé. Met deze wijze woorden wil ik afsluiten en jullie allemaal nog een fijn eindejaar wensen. De volgende post zal vanuit de andere kant van de wereld zijn! En kriebelen dat het doet!

Kriebelen deed het zeker. En niet alleen in de fijne zin van het woord, ook in de minder fijne zin. Me afvragen of dit wel de goede keuze was, of en hoe het zou gaan zo alleen op reis. De gevoelens de laatste dagen voor vertrek zouden een manisch-depressief persoon niet ongekend zijn. Schommelen van extatisch naar depressief. Vanuit Bangkok klonk het veel meer terughoudend als volgt:

Ik moet eigenlijk nog iets zeggen over de laatste dagen in België. Mijn rugzak pakken heeft me een illusie armer gemaakt. Ik dacht echt dat ik heel beperkt gepakt had. De eerste weging bleek uit te wijzen dat ik me schromelijk vergiste: 18 kg! Aargh. Allé, dan. Laat die broek, dat t-shirt en die cremekes maar thuis. Doe dat topje maar aan en dat ander laat je ook maar thuis. En die reisgids moet spijtig genoeg ook thuisblijven. Het verdict: 2,3 kg minder! Dat valt nog te dragen.

1 januari was een moeilijke dag. Nog wat laatste kleine dingen doen en dan heel veel tijd om na te denken. Doe daar bovenop wat sms-jes van mensen die op mijn gemoed werkten en ik heb het dikwijls te kwaad gehad. Gelukkig was 2 januari beter. Afscheid nemen op de luchthaven is niet fijn maar we weten allemaal dat het maar voor drie maanden is. In april komen mama, papa, broer en zijn vriendin me bezoeken.

De vlucht naar Bangkok met een tussenstop in Doha was in mijn ogen zeer luxueus. Een hele multimedia bibliotheek voor jezelf? Wow geweldig! Ondertussen is dat al maar gewoon geworden en verwacht ik niks anders meer. Zo zie je maar hoe snel een mens verwend is. De favoriete bezigheid tijdens lange afstandsvluchten is echter nog steeds tekenfilms kijken. Die toon is gezet op de eerste vlucht.

Het eerste gedeelte naar Doha was fijn, geen turbulentie en alle luxe die je maar kunt indenken. Zoals de meesten wel weten, heb ik geen tv thuis maar ben ik wel fan van tekenfilms. En raad een keertje, die kon ik nu toch wel bekijken op mijn privé-schermpje zeker. Ik heb mijn schade ingehaald: drie tekenfilms (of heet dat tegenwoordig animatiefilms?) na elkaar gezien. Het tweede gedeelte, van Doha naar Bangkok, wilde ik graag slapen maar dat was buiten de baby's gerekend. Rij 10 was de babyrij met drie baby's naast elkaar en wie zat er net achter? Op rij 11? Yep. En het was precies alsof ze onderling afgesproken hadden om niet tegelijk hun keel open te zetten maar netjes achter elkaar. Had de ene gedaan, begon de andere. Met grote wallen onder mijn ogen in Bangkok aangekomen, daar heel vlot aan centjes en een Thaise sim geraakt. Ook de trein naar het centrum was geen probleem. Van het eindstation naar Khao San road een tuk-tuk genomen en de chauffeur zover gekregen dat hij het voor 100 Baht deed in plaats van voor 200. Zou ik er nu nog opgelegd zijn? Daar ook snel aan een ticket voor Koh Phangan, mijn bestemming voor de volgende 12 weken, geraakt.

Alles en iedereen is lekker relax. Ik ook na mijn eerste Thaise schouder-, nek- en rugmassage. Amai, nooit gedacht dat zo'n klein Thais vrouwtje zoveel kracht in haar handen had. Kiekenvel over heel mijn lichaam, daarna nog een keer goed gekraakt toen ze me zowat uitwrong. Maar alles zit nu wel lekker los. Mijn eerste tempel heb ik ook bezocht. Hier kruipen ze nog op hun knieën voor de monniken. Eerst al knielend hun offers afgeven om daarna met zijn allen samen te zingen. Mooi om te zien maar meedoen zit er toch nog maar even niet in. Ik had me vanachter verstopt omdat ik eigenlijk niet binnen mocht met mijn short en open topje. Zo rondhossen maakt hongerig. Langs de weg lekkere padthai gegeten die werd klaargemaakt door een heel vriendelijke dame en dat voor maar 25 Baht of 60 eurocent!

Wat ik er toen niet bijgeschreven heb, was de allereerste ervaring met de Thaise keuken. Tom Yam oftewel spicy lemongrass soup. In Tom Yam zit lemongrass en galangal, naast nog wat andere ingrediënten. En het was de galangal die mijn kijk op Tom Yam soep voor een heel lange tijd vergald heeft. Galangal is een wortel die wat op gember lijkt en die je niet opeet. Hij zit in de soep om de smaak. En die smaak is wat gemberachtig maar een pak sterker. Ik spreek uit ervaring want ik heb dat stukje galangal dus wel in mijn mond genomen en erop gebeten. En terug uitgespuwd. Mijn honger was over. De padthai later was een veiliger keuze! Ook over het alleen reizen had ik me echt geen zorgen hoeven maken. Azië is heel veilig voor vrouwen alleen en ik was echt niet de enige die in haar eentje reisde. Een gesprek hier en daar was zo aangeknoopt.

3. TTC YOGA

Als ik nu terugdenk aan de yoga opleiding is het alsof ze nooit heeft plaatsgevonden. Het lijkt wel dat ik die tijd verbannen heb uit mijn geheugen. Enkel door terug te lezen wat ik destijds geschreven heb, komen de herinneringen boven. En dan zijn het nog meer herinneringen aan wat errond gebeurde dan aan de yoga zelf. De sessies met Taro bijvoorbeeld die ik, om welke reden dan ook, niet vermeld heb in de blogposts. Ik denk dat ik me schaamde. Nochtans is het haar direkte, niet altijd even zachtaardige aanpak geweest die mij de ogen heeft geopend voor mijn zorgvuldig opgebouwde verdedigingstaktieken. Verdedigingstaktieken die ik onbewust gebruikte om de realiteit van bepaalde gevoelens niet onder ogen hoeven te zien. Maar laten we even teruggaan naar een ander begin. Het moment waarop ik Taro, een Nederlandse dame, voor het eerst heb ontmoet. Het was tijdens een dynamische meditatie workshop die Gwenda, mijn yogalerares organiseerde. Ik veronderstel dat ik benieuwd was naar wat dat inhield. Ik had me nooit kunnen inbeelden wat een effect Taro verder nog zou hebben op mijn leven. Ik geloof niet dat ik op dat moment wist dat Taro in Koh Phangan woon-

de en enkel in België was voor een kort intermezzo.
Wat ik me nog herinner van de dynamische meditatie
was dat ik me zeer ongemakkelijk voelde en dat Taro
een soort ontzag in me opriep. Die lange Nederlandse
dame die moeilijk te been was, kromme heksevingers
had, met alles de draak stak en het leven als één groot
feest zag. Ik zal nooit de eerste keer dat ik in Koh
Phangan bij haar op bezoek ging vergeten. Ze bleek
op mijn weg naar de yogahal te wonen dus het kon
niet anders dat ik even zou binnenspringen om hallo
te zeggen. Het eerste wat ze me zei was: "Ik hoorde
van Gwenda dat het uit is met je man, proficiat, je was
met hem om de verkeerde redenen" En dat leidde ze
af uit de één of twee gesprekken die wij gehad hadden.
Ik stond daar, geschokt, niet wetend wat zeggen, van-
binnen kokend.
"Ga toch zitten meid."
"Euh ja, dank je" En krulde me op in een leunstoel.
We praatten wat over koetjes en kalfjes, over de opleiding en hoe ik die zag en dan plots zei ze:
"Jij bent bang om hier te zijn he?"
"huh, nee hoor"
"Oh jawel, ik kan het zien."
"Maar nee!"
Zij met een lachje op haar gezicht: "Oke, zet je eens
met je benen uit elkaar en je handen op je knieën"
Met een zucht verliet ik mijn opgekrulde positie en
deed wat ze vroeg. Nog geen twee seconden later
moest ik haar gelijk geven terwijl ik me terug in mijn
schelp vouwde. Tjakka, verdedigingstaktiek nummer
1 aan diggelen. Er zouden er nog meer volgen want al-

hoewel ik me dikwijls ongemakkelijk voelde in haar aanwezigheid, was er iets oprecht in haar manier van zijn wat me aantrok. Bij haar moest je niet aankomen met bullshit of uitvluchten. Ik was niet de enige die dat voelde. Elke maandag gaf ze satsang en daar waren we meestal met een 10-tal. Ze sprak over dingen zoals Silent Awareness, waarvan ik toen maar heel weinig of niets begreep. Ze haalde haar neus op wanneer je zei dat je op zoek was naar geluk. Of tevredenheid. Voor haar was er maar één waardig streven en dat was naar vrede of vrijheid (peace or freedom). Nu begrijp ik beter waar ze toen over sprak. Als je op zoek bent naar geluk of tevredenheid wil dat zeggen dat je een deel van het leven wegduwt. Het deel dat zich nu aan je toont en waar jij niet tevreden of gelukkig mee bent. Je wil meer, morgen gaat beter zijn. Maar morgen komt nooit. Het is zoals in het café waar een bord hangt met : "Morgen gratis bier" Wanneer ga je dat gratis bier krijgen denk je? Juist, nooit. Zo ook met geluk of tevredenheid. Als je bepaalde emoties wegdrukt omdat je ze bestempelt als niet goed, gaan ze blijven etteren onder de oppervlakte tot de zweer barst. Als je ze toelaat daarentegen, zal je zien dat ze een eigen beloop hebben. Ze komen vanzelf en ze gaan vanzelf. Jij kunt de toeschouwer zijn, jij bent de Silent Awareness van waaruit het hele leven zich ontvouwt. Je hoeft daar helemaal niks voor te doen. En dat, begrijp ik nu, is de peace en de freedom die Taro mij en andere zoekers wilde tonen. Want dat waren we, de 1000-den yoga studenten daar op dat Thais eiland. We zochten naar iets dat we dikwijls zelf niet konden benoemen. Er moest toch iets meer zijn in het leven, niet? En dat meer zou yoga ons geven. De crux is dat niets of niemand je dat meer kan geven. Alleen jijzelf kan dat meer herkennen in jezelf wanneer je een stapje terugzet en de controle die je denkt te hebben laat gaan. Maar ik loop vooruit. Laten we even terugkijken op de yoga opleiding en hoe ik die ervaren heb.

Niet te geloven, de eerste week zit er bijna op. Ik vond ze vermoeiend. De focus lag voornamelijk op theorie en minder op asana's (= oefeningen). Er wordt één asana per dag aangeleerd in de ochtendles. Maar voor we die doen krijgen we eerst een heleboel info over een ander onderwerp en daarna nog over de asana zelf. In de namiddagles is het andersom. Daar doen we eerst de oefeningen en nadien krijgen we een lezing over één of ander onderwerp. Heel veel informatie en op sommige dagen zat mijn hoofd echt overvol. Daarnaast zeggen ze hier dat je lichaam gezuiverd wordt door de technieken waardoor je een aantal zogenaamde purificatiereacties kan krijgen waaronder vermoeidheid en uitbarstingen van acné. Dat heb ik geweten! Donderdag was ik zo doodop dat ik de (optionele) lezing van swami gemist heb en om 9u in mijn bed ben gekropen! Die acné is er ook en nog wat pijn in de schouders die niet afkomstig kan zijn van de asana's. Dus vermoeiend.

God ja, die purificatiereacties. Alles wat buiten het normale lag, werd purificatie genoemd. Zo kom je er wel heel gemakkelijk vanaf. Ik ontken niet dat er een kern van waarheid inzit. Ook in de Medical Qi Gong wordt er algemeen aangenomen dat het lichaam trauma en emoties kan vasthouden. Het verschil is dat het in de yoga gezien werd als een teken dat er verbetering aan het gebeuren is terwijl het in de Qi Gong wordt gezien als een symptoom van waar het nog niet juist zit. Een voorbeeldje om het te verduidelijken.

Yoga:

" Teacher, ik heb pijn in mijn schouders"

" Oh maak je geen zorgen, je gaat door een purificatie fase"

Qi Gong:

"Teacher, ik heb pijn in mijn schouders"

" Ja, je houdt je schouders nog altijd veel te veel naar boven, breng ze naar beneden, ontspan ze." of "Ja, ontspan en kom meer naar de ballen van je voeten." of "Ja, breng je kin naar achteren." of "Ja, minder nadenken."

De pijn in mijn schouders die ik toen voelde, was voornamelijk afkomstig door een foute houding (schouders opgetrokken en teveel naar achter) maar daar ben ik maar een aantal maanden later achtergekomen toen Qi Gong in mijn leven kwam. Nu nog even terug naar de yoga waar ik op dat moment wel enthousiast over was maar toch ook wat gemengde gevoelens over had.

Absoluut interessant! Om meer te weten te komen over de asana's, wat ze doen, hoe ze uitgevoerd moeten worden, hoe ze in relatie staan met elkaar en met de wereld. Nog van dat aub! Ik kijk al uit naar de lessen anatomie en fysiologie om er dieper op in te gaan. En natuurlijk is het superinteressant om te weten te komen wat yoga (het systeem) is en alles daarrond. Sommige theorieën die we hier krijgen, liggen echter zover af van wat mijn wetenschappelijke geest kan begrijpen en aannemen dat ik ze wel hoor maar er heel grote vraagtekens bij zet. Een voorbeeldje: Volgens de yogi's (degenen die het kunnen weten omdat ze verlicht waren en hun info van hogerhand gekregen hebben) bestaat het lichaam eigenlijk uit 5 lichamen: het fysieke lichaam, het energetisch lichaam, het astrale lichaam, het mentale lichaam en het causale lichaam. Iedereen ziet zijn eigen lichaam dus fysieke lichaam: oké. Energetisch lichaam: oké want ik voelde al energie voor ik naar hier kwam. En iedereen die Tai Chi of Qi Qong doet kan dit beamen. Maar dan. Het astrale lichaam laat je toe om op 2 plaatsen tegelijkertijd te zijn door middel van astrale projectie, idem voor het mentale door middel van mentale projectie en het causale lichaam laat je toe om gebeurtenissen te beïnvloeden. Dat laatste daar kan ik nog in meegaan. De meesten hebben al wel eens meegemaakt dat ze wilden dat iets gebeurde en dat het dan ook effectief gebeurde. Maar mentale en astrale projectie? Huh? En dan praat je 's anderendaags met één van je medestudenten (een tandarts) en wat blijkt? Hij kan zichzelf astraal projecteren! En hij heeft dat gewoon uit een boek geleerd! Waaaat????!!!! Zal ik dan maar aanvaarden dat er meer is tussen hemel en aarde dan wat ik tot nu ken? Ik ontdek zelf namelijk ook nieuwe gewaarwordingen. Ik heb al gezegd dat ik voordat ik hier kwam energie kon voelen. Voornamelijk tussen mijn handen en alleen als ik me er echt op kan concentreren. Ik heb nooit de chakra's (of energiecentra) zelf gevoeld. Tijdens de yoga in België voelde ik af en toe wel wat hitte of wat tintelingen over mijn ruggegraat bij bepaalde oefeningen maar daar bleef het bij. Gisteren tijdens de muziekmeditatie voelde ik duidelijk het 2de, 4de en 6de chakra. Vreemd. En ik kan het niet uitleggen hoe het voelt want ze voelen alle drie verschillend aan. En ik voelde ze ook niet de hele tijd, enkel tijdens momenten van grote focus. Dat blijkt echt cruciaal te zijn.

Energie voelen? Chakra's voelen? Daar is op zich niks mis mee. Ik veronderstel dat dit een process was waar ik door moest om achteraf te beseffen dat het kinderspel was. Dat veel wat er toen gebeurde een mindgame was. Denk maar lang genoeg aan iets en je voelt het. We werden aan de hand van standaardzinnetjes die in elke klas herhaald werden, als het ware geïndoctrineerd. In het TQH systeem wordt er heel weinig tot niet over energie gesproken maar we kunnen wel zien en testen of het er is. Het komt en groeit. Puur door de juiste houdingen, aangenomen in een staat van ontspanning, fysiek en geestelijk. Zover was ik op dat moment echter nog bijlange niet. Maar er was hoop, getuige dit fragment.

Volgens een aantal leraren hier zijn de meeste mensen schapen die maar doen wat de massa doet (sheople). En dat wij, studenten, uit dat patroon zijn gestapt door het pad van de spiritualiteit op te gaan. Misschien is dat wel zo maar als ik sommige studenten hier bekijk, hoe ze volledig meegaan, bijna in aanbidding, van wat hier gezegd wordt, vraag ik me af waar het verschil zit.

Inderdaad, van de ene kudde naar de andere. Van het huis, de grote auto (liefst twee) en het vele geld naar de beste meditatie, de moeilijkste yogapose en de hoogste spirituele verwezelijking. En natuurlijk was onze yogaschool de beste. Met zijn videolessen waarbij ik weleens in slaap durfde vallen, zijn laya yoga waarbij je een half uur moest mediteren op het fluiten in je oren dat me godzijdank nooit gelukt is en een swami die je tijdens een verplicht privé-gesprek naar je seksleven vraagt. "Hallo meneer Swami, ik ben hier om yoga te leren, met mijn seksleven, dat trouwens onbestaand is, heb jij geen zaken" Toen er naar aanleiding van de #metoo beweging in 2018 een hele rits yogini's en vrouwelijke teachers naar buiten kwamen met beschuldigingen van sexueel misbruik door Swami, verbaasde me dat absoluut niet. En dan was er nog het pingpongballetje.

Het pingpongballetje. Ik zie het niet. Ik zou het moeten zien maar ik zie het niet. Wat is de bedoeling? Je houdt een pingpongballetje voor je, je kijkt er een seconde of 30 naar tot je denkt dat je weet hoe het eruit ziet. Dan doe je je ogen dicht en probeert het beeld van dat pingpongballetje voor je geest te halen. Alleen het balletje, niet de achtergrond, niet de hand waarmee je het vasthoudt. Is het pingpongballetje verdwenen voor je geestesoog doe je je ogen open en begin je opnieuw en dit gedurende 5 min (om te beginnen). Ik zie dat balleke dus niet, ik zie wel allerlei andere dingen. Zoals honderden pingpongballetjes die uit mijn voorhoofd komen gesprongen maar één gewoon simpel oranje pingpongballetje krijg ik echt niet voor mijn geestesoog. Frustrerend.

Terugkijkend vraag ik me af wat het nut ervan was. Er zijn zat andere manieren om je concentratie en focus aan te scherpen. Doe twee weken elke dag een aantal uren Qi Gong en je zal merken dat je concentratie en focus met sprongen verbeterd is. Ik herinner me nog een lezing waarin één van de senior teachers al smalend zei dat ze in India een beetje gek zijn. Al rollend van de ene stad naar de andere gaan als een pelgrimage, of dagenlang op 1 been staan. Wat is het verschil met een pingpongballetje proberen te visualiseren of met Trataka? Trataka is 5 minuten staren naar een zwart bolletje zonder te knipperen met je ogen. Eén, je begint dubbel te zien en twee, de tranen lopen over je wangen omdat je oogballen uitdrogen en de natuurlijke reactie van het lichaam is om dat niet te laten gebeuren. En dat zou goed voor je ogen moeten zijn? Geloven jullie dat ik zo mijn twijfels heb? En dan heb ik het nog niet gehad over al die gekke zuiveringstechnieken zoals zout water drinken op een nuchtere maag en het er terug uit kotsen, of "de reiniging door het vuur" een ademhalingstechniek die je kan doen flauwvallen.

Ik was zo geschrokken dat ik voor de rest van de les zitten bibberen heb! Wat is er gebeurd? We leren hier een techniek die ze Agnisara Dhauti of de "reiniging door het vuur" noemen. Het houdt in dat je door op een bepaalde manier te ademen energie stuurt van je buikcentrum naar je hartcentrum. De techniek kan je op drie manieren doen: zittend met je zitvlak op je hielen, op je knieën of rechtstaand. En dit in volgorde van sterkte. Dus als je het rechtstaand doet, is er veel meer energie mee gemoeid. Het probleem is dat die energie niet naar je hoofd mag gaan omdat het dan kan gebeuren dat je flauwvalt. Ik zelf voel er niet zoveel van dus ik vond dat allemaal maar flauwekul. Na gisteren moet ik mijn mening herzien. Het is heel verschietachtig als je een geluid hoort, je omkijkt en iemand een aantal keer ziet stuiptrekken met haar handen nog op haar buik, haar kin bloedend op de grond en volledig weg van de wereld. Twee seconden later komt ze bij. Gelukkig zat ze op haar knieën. Als ze recht had gestaan, had het veel erger kunnen zijn. Ik moet toch eens terug gaan kijken wat ook weer de voordelen van deze techniek zijn. Op dit moment ben ik die even vergeten en vraag ik me af waarom ze ons zoiets aanleren.

Naast de oefeningen die sommigen velden was er ook nog het Thais beton dat slachtoffers maakte. Ook ik heb er een niet zo zachtaardige aanvaring mee gehad.

AAAAAH, kabonk, boem patat. En daar lagen we dan, in een flits van een seconde, languit op het Thaise beton. Gelukkig niks ernstig behalve wat vies uitziende en nu trekkende schaafwonden voor mij en een klein barstje in de voet van mijn chauffeur. En dat alles door een hond die zelfmoord wilde plegen. Allé, zo leek het toch. Hij kwam ineens uit de bosjes gespurt, komt onder het voorwiel van onze motorfiets terecht waardoor het wiel onderuit gaat en wij op onze zijkant over de Thaise straten gleden. En dat uitgerekend drie dagen voor ik verhuis en niet meer op een motorfiets zou moeten stappen. Karma zeggen ze hier. Het had veel erger kunnen zijn. Oh ja, met de hond is alles oké.

Het was niet allemaal zo dramatisch hoor. Er waren ook heel wat leerrijke en leuke momenten, deze twee totaal niet met elkaar gerelateerde gebeurtenissen bleken de moeite waard om uitgebreid verslag over te doen.

De lezingen over onthechting en tevredenheid hebben me enorm aangesproken. Onthechting komt erop neer dat je alles mag hebben (geld, huis, vriendschappen, relaties, ...) maar dat je dit alles van de ene moment op de andere moment moet kunnen achterlaten zonder drama. Dat je weet dat niets van jou is, dat je alles maar in bruikleen hebt. Ook mensen, ze kunnen van de ene op de andere dag uit je leven verdwijnen en dat is oké. Ik vind het een mooi principe maar ernaar leven? Dat lijkt me andere koek! Tevredenheid lijkt gemakkelijk maar is het niet. Probeer maar eens even tevreden te zijn met goede dingen als met 'slechte' dingen die je overkomen. Met dankbaarheid alles wat jouw overkomt aanvaarden en er het goede in zien. Ook de moeilijke en niet zo leuke gebeurtenissen. Tevredenheid en onthechting grijpen deels in mekaar want hoe kan je tevreden zijn als je mensen en dingen kwijtraakt waaraan je gehecht bent? En toch is onthechting niet gelijk aan onverschilligheid. Voer om over na te denken.

Gisteren heb ik voor de eerste keer gesnorkeld. De max!!! In het begin was het een beetje wennen om dat water uit de snorkel te krijgen maar eens ik die truc beet had was het super. Ontspannend, bijna zoals een meditatie. En wat een mooie wereld, die onderwaterwereld! Prachtig gekleurde koralen, magnifieke vissen. Zoveel verschillende: zebravissen, fluovissen, doorschijnende vissen, zwarte vissen en zoveel meer. Op een gegeven moment waren we volledig omringd door een school vissen. Onbeschrijfelijk, de tijd stond stil. Maar boven water bleek de wereld verder te draaien. Het regende en het was een pak kouder toen we ons hoofd eindelijk boven water staken. Maar ik heb er enorm van genoten! Dank je Kate om me te leren snorkelen!

En dat was het vanuit Koh Phangan. Ik ben nog 1 week teruggeweest, een 7-tal maanden later. Niet om yoga te doen, wel om Taro te bezoeken en de zeelucht op te snuiven. Mijn laatste mijmeringen over de yoga opleiding:

Waaw, de 12 weken zitten er al op! Zo snel dat het gegaan is. Ik kan het bijna niet geloven. Het is een hele belevenis geweest en ik ben niet meer de Ils die drie maanden geleden vertrokken is. Ik merk dat ik mijn gevoel van gelukkig zijn veel minder laat afhangen van de buitenwereld, dat ik veel meer naar binnen kijk. Dankzij de combinatie van werken met Taro en yoga doen, heb ik een plaats binnen in mezelf ontdekt waar het altijd stil is, waar het niet uitmaakt wat er rondom mij gebeurt, waar alles goed is. Het is een bron van kracht die niet afhankelijk is van wat ik over mezelf denk, van wat ik denk dat anderen over mij denken, van goede of slechte dingen die gebeuren. Die plaats, die bron is er altijd, ik kan er altijd naartoe. Het is heel simpel om er te geraken. Eén uitademing en één stap terug. Die stap terug doen is simpel. Het bewust worden van het feit dat ik helemaal meegesleept ben in wat er gaande is, dat ik me die rol helemaal eigen heb gemaakt, dat is het moeilijke gedeelte. Eens ik me bewust ben: Ooh, ik doe het weer, ik ben weer in de "ik kan dit niet" rol, of in de "daar heb ik geen zin in" rol of in de "Nee, ik mag niet huilen/boos zijn/bang zijn want wat gaan ze wel niet van me denken" rol of in de "ik moet alles plannen" rol, dan is de stap terug al bijna gedaan. En is het een kwestie van ervaren dat het leven zoveel moois te bieden heeft als je er niet tegen vecht. Zo ook tijdens deze laatste week. Ik had een beeld/plan in mijn hoofd hoe die eruit zou moeten zien. Het is een "beetje" anders uitgedraaid omdat ik bepaalde intuïtieve gevoelens gevolgd ben. Het heeft me een lift naar Thongsala, een bikini voor 30 baht (minder dan een euro), een gebrost practicum dat achteraf rotslecht bleek te zijn en heel wat levenswijsheid opgebracht! Mijn examen is achter de rug en mijn papiertje is een feit. Het rare is dat het nu niet meer zo belangrijk lijkt. Als je je iets echt volledig eigen hebt gemaakt, kan je het doorgeven. Of je nu een papiertje hebt of niet. Toen ik aan deze drie maanden begon was dat papiertje mijn doel. Een eventuele volgende cursus start ik niet meer met een papiertje voor ogen maar met de vraag wat het bijdraagt aan mezelf, of ik erdoor groei en of het leuk is. Vooral dat laatste!

Wijze woorden toen. "Als je je iets volledig eigen hebt gemaakt, kan je het doorgeven." Daar heb je inderdaad geen papiertje voor nodig. Spijtig genoeg denkt onze westerse wereld daar anders over en wordt er veel te veel nadruk gelegd op kennis ipv ervaring. Het bovenstaand papiertje was ook voornamelijk gericht op kennis. 500 uren waarvan bijna de helft gevuld was met theorie. Op drie maanden 4 lessen zelf geven. En daarmee ben je yogalerares? Eerlijk? Waar is de ervaring? Natuurlijk zag ik dat toen zo niet. Ik was de mening toegedaan dat ik mijn lichaam kende, dat ik wist wat goed was en wat niet, dat ik me de dingen volledig eigen had gemaakt. Ik zou die mening later moeten herzien.

4. REIZEN
INTERMEZZO

De yoga opleiding mocht er dan opzitten en ik mocht dan wel denken dat ik klaar was voor een leven als yogalerares, de praktijk leerde me dat het niet zo was. Om eerlijk te zijn, was ik tijdens de opleiding al beginnen twijfelen of dit wel iets voor mij was. Ik voelde aan dat mijn lichaam die dagelijkse marteling niet zou kunnen uithouden tot aan mijn pensioen. Telkens ik om welke reden dan ook een dagje geen asana's deed, was ik de volgende dag stijf en stram en voelde het alsof ik helemaal opnieuw moest beginnen. Ik deelde mijn zorgen met een medestudente. Vertelde haar dat ik graag meer met energie zou willen werken. Eigenlijk een combinatie van oefeningen en energie. Zij vertelde me op haart beurt over een opleiding van een week die ze gevolgd had in Chiang Mai. Medical Qi Gong Level 1. Ze heeft me de website van ThaiQiHolistics gegeven en me aangeraden om het een kans te geven. De leraar leek volgens haar veel te weten over energie. De website werd gebookmarked om op een later tijdstip te bekijken. Eerst was er een week in Penang, Maleisië om terug te wennen aan het gewone leven. Als je dat gewoon kunt noemen natuurlijk, toerist spelen in Georgetown met zijn smeltkroes aan culturen, zijn grote bling bling shoppingcentra en piepkleine, donkere volgestouwde curiosawinkeltjes. Zijn little India waar je gebombardeerd wordt met een kakafonie aan geluiden en geuren, waar de "ohm shanti hare hare" uit de boxen knalt, liefst langs alle kanten tegelijkertijd maar net niet synchroon. Waar de goudsmid je al probeert binnen te halen terwijl je nog vriendelijk nee zegt tegen de sarimaker. Waar mannen en vrouwen in hun telefoon roepen ipv praten. Zijn Chinees gedeelte met kleurrijke tempels, mooie oude gebouwen en oude mannetjes die een praatje komen maken. Zijn streetart in verborgen hoekjes en steegjes, zijn grote moskee die met de oproep tot het gebed het ritme van het dagelijkse leven bepaalt. Ga je een beetje buiten de stad dan vind je stranden, bhoeddistische tempels en een nationaal park waar je fijne wandelingen in kan maken en heel wat beestjes kan tegenkomen.

Zoals een troep apen. Ze versperden mijn terugweg en het koppel dat ik op de heenweg gekruist was, zat er blijkbaar al een half uur te wachten. Ze durfden niet passeren. Ik ben genaderd ben tot op ongeveer een meter. Na een stand-off met een zijn tanden bloot grommende aap van ongeveer 30 sec die een eeuwigheid leken te duren en waarbij ik stond te trillen op mijn benen, is de troep het afgedropen en hebben wij onze weg kunnen vervolgen. Bijna aan het einde van de wandeling zie ik ineens een grote hagedis (?) in de zee zwemmen. Ik ben heel stilletjes blijven staan op het pad in de hoop hem op het strand te laten komen en een foto te kunnen nemen. Komen er toch wel drie Engelse jongelui aangespurt om dat beest van zo kortbij mogelijk te fotograferen. Natuurlijk zwemt die weg. Ik zou ook gaan lopen.

Terug naar Thailand bijvoorbeeld. Gelukkig hoefde ik niet te lopen, kon ik gewoon de bus nemen naar Bangkok waar ik met mijn ouders en mijn broer en zijn vriendin zou herenigd worden. Drie weken samen reizen doorheen het hele land. Een snuifje cultuur, een dot natuur, een beetje sportief en een beetje passief. Een mooie mix van alles. Die voor mij tijdens de tweede week verpest werd door hevige buikgriep (39°C koorts, diarree, slapeloze nachten) en waarvan de restanten nog tot twee weken nadien bij me zijn gebleven. Dat wilde ook zeggen dat ik absoluut geen aangenaam gezelschap was. Zeker niet tijdens de eerste drie dagen waarop de ziekte op zijn hoogtepunt was en de koorts en het vochtverlies mijn lichaam volledig uitputte. Ook nadien verkoos ik mijn bed en de koelte van de airco boven een avondje uit eten met de familie. Tot grote spijt van hen. Er zijn een aantal harde woorden gevallen en wat traantjes gevloeid maar de kern ervan was niet mijn ziekte of mijn teruggetrokkenheid. De kern ervan was bezorgdheid. Bezorgdheid van mijn ouders dat hun dochter met haar drie universitaire diploma's haar leven zou vergooien en in de goot terecht zou komen. Dat ze een vreemde zou worden. Ze begrepen niet waarom ik een ander pad had gekozen. Eerlijk toegegeven, ik was op dat moment ook wel een beetje een bitch die dacht dat ze de waarheid in pacht had, die soms bijtende opmerkingen maakte omdat ze dacht dat haar zienswijze toch zoveel beter was. Qi Gong, samen met tientallen verslonden spirituele boeken en ouder worden (?) hebben me heel wat verzacht en aanvaarding bijgebracht. Ik zal nog altijd mijn overtuiging uitspreken maar ik hoef jou niet meer te bekeren tot mijn zienswijze. Mijn ouders en ik hebben nadien nog twee keer 3 weken samen gereisd en ik denk dat ze kunnen beamen dat het met een heel andere verstandhouding was. Dus een vreemde ben ik niet geworden. Ze zien dat ik een heel ander mens ben, eentje die veel meer tevreden is met haar leven, wat er ook op haar pad komt. Maar zover waren we nog niet. Eerst was er Thailand te verkennen. Van Bangkok naar de River Kwai, van Chiang Mai en de opiumdriehoek naar Sukothai en Khao Yai met als laatste een stop aan een strand in Krabi.

Blij weerzien na drie maanden. Na een stevig ontbijt en het uitwisselen van de nieuwtjes op weg naar Wat Pho en het Grand Palace. Om tot bij Wat Pho te geraken hebben we ons eerst in een travelscam laten lokken. De tempel zou maar pas in de namiddag open zijn, we konden beter een boottochtje doen. Van meer dan 20€ per persoon. Dat hebben we maar afgeslagen. En Wat Pho bleek natuurlijk helemaal niet gesloten te zijn. Evenmin als het Grand Palace. In Bangkok kan je ook leuk fietsen. Vertrekken in het sjieke gedeelte van Bangkok, 100 m rijden en dan in de sloppenwijken terechtkomen, daarna de fiets in een longboot en aan de overkant van de rivier de jungle in. Die niet echt een jungle bleek te zijn maar eerder een soort groene long voor Bangkok die bestond uit kleine plantages fruit en groenten tussen de kokosnoot-, mango- en papayabomen.

Niet fietsen wel wandelen over de fameuze brug over de River Kwai die een deel is van de dodenspoorweg. Het museum over de aanleg van de spoorweg, het oorlogskerkhof en de Hell Fire Pass (een kloof die handmatig is uitgegraven) lieten bij mij een heel sterke indruk na dat de mens echt een wreed dier is. De nacht hebben we doorgebracht op de rivier zelf, in het Jungle Rafts Hotel. Heel tof hotel, drijvende vlotten, geen elektriciteit, alles verlicht met olielampjes, heel netjes. Het leukste aan het hotel was de duik in de rivier. Zwemvest aan, spring aan kamer 1 in het water, laat je meevoeren door de stroming of zwem er een beetje tegenin als je wat training wil en zorg ervoor dat je je vast grijpt aan kamer 63 om heel het spelletje opnieuw te beginnen.

Onze volgende stop, Chang Mai, stond opnieuw in het teken van water. Elk jaar ergens in april wordt Songkran, het Thais Nieuwjaar, beter gekend als het waterfestival, gevierd. Dat hebben we geweten. Geen 10 seconden zijn we droog gebleven. Alle straten potdicht met 4X4's waarop feestvierders stonden die iedereen die maar enigszins in de buurt kwam nat kieperden, ofwel met emmers ofwel met spuitgeweren. Kies maar. Water haal je uit de rivier, uit iemand anders zijn ton die constant wordt bijgevuld of uit de brandslang waarvan je eerst een douche hebt gekregen. Allemaal heel leuk tot je een emmer ijswater over je heen krijgt. Bbrrr koud! En dan verdween de zon, stonden we al druppelend en een beetje rillend te kijken naar een stoet van Boeddhabeelden die hetzelfde lot ondergingen als al de rest en hebben we maar wijselijk besloten dat het genoeg was.

De vijfdaagse rondrit met de minivan langs Mae Hong Son, Pai, Thaton en Chiang Rai begon heel goed. Een uurtje rijden naar een waterval. Zalig rustgevend, dat 'lawaai' van water. Na de waterval hebben we een wandeling van ongeveer 2 uur gedaan. Door de jungle, met een lokale gids. Schitterend!

Beestjes nadoen met planten, kaneelwortel proeven, de boomschors waar ze tijgerbalsem van maken ruiken en shampoo maken van een bepaalde vrucht. Maar mooie liedjes duren niet lang en ongeveer halverwege de 5 uur durende rit begon ik me steeds slechter te voelen. Maag overhoop, kippenvel en rillingen. Toch zonder accidenten aan het hotel geraakt. Daar besloten om het avondeten maar over te slaan. En maar goed ook, de "Happy Room" (onze chauffeur zijn woord voor toilet) heeft mijn gezelschap op prijs gesteld. Ik het zijne heel wat minder. 39,5 koorts en diarree vind ik geen goed gezelschap.

De volgende ochtend is de rest van de familie een bezoekje gaan brengen aan een tempel en aan de langnekken terwijl ik in mijn hotelkamer gebleven ben tot zij 's middags terug waren. Special arrangement gemaakt door de broer. Dank u Tim! Nog steeds 38,3 koorts en diarree maar nu moest ik echt mee verder. Dan maar imodium en nurofen slikken en terwijl zij de geplande dingen deden, bleef ik in het busje. Zetel plat, fan aan en proberen wat te rusten want het geschud tijdens de ritten deed er geen goed aan. In het volgende hotel aangekomen, op bed gaan liggen en in slaap gevallen. Na een in vele stukjes gebroken nacht was de koorts gelukkig weg. Een half uur gedaan over 1/4 van een toastje om toch maar iets binnen te hebben. Allé, op weg voor dag 3. Eerst naar een geyser. Lekkere geur, een vleugje rotte eieren, heel aangenaam als je nog niet helemaal bekomen bent en dan gaan ze daar nog eieren in koken ook nog! Me door onze chauffeur laten overhalen om toch ook een heel klein stukje ei te eten (IL you must eat, good for stomach) niet dus. Tijdens de rest van de dag in het busje gebleven en alle fijne dingen gemist. Om eerlijk te zijn, op het moment zelf kon me dat geen barst schelen. Het enige dat ik wilde was terug mijn oude zelf zijn. De ochtend van dag 4 van de rondrit leek er wat verbetering in te komen. Voorzichtig één stukje French Toast met honing gegeten. Het wilde er niet direkt langs de onderkant weer uitkomen. Ook het thee proeven, de tempelapen voeren, het boottochtje op de Mekong waar Myanmar, Laos en Thailand op een steenworp van elkaar liggen heb ik overleefd. Toch besloten om niet mee te gaan avondeten want de buik was nog altijd niet helemaal zoals het moest zijn.

Het hoogtepunt van de rondrit hadden ze bewaard voor de laatste dag. Een twee uur durende rit op de rug van een olifant. Dat was niet mis! Tegen dat ik gevonden had hoe ik moest gaan zitten, was mijn rug al helemaal blauw van tegen de rugleuning te bonken. Maar het was een fantastisch mooie rit. Heel mooie natuur, heel rustig. Niks hoorde je, enkel de insecten en het gekabbel van een beekje. Zelfs de olifanten hoorden je bijna niet stappen. Tegen het einde ben ik uit het bakske mogen komen en achter de oren mogen gaan zitten. Raar gevoel, niet evident om je evenwicht te bewaren maar heel leuk. Ik had ook het idee dat de olifanten goed behandeld werden. Ze werden niet afgeranseld en de mannen leken er conversaties mee te voeren. Dat kan natuurlijk ook mijn verbeelding zijn. Ergens halverwege de rit vraagt de mijne (driver, niet de olifant hé) of hij foto's moet maken. Ja natuurlijk, probeer maar eens foto's te nemen op een wiebelende olifant! Hij springt gewoon op de grond en begint foto's te maken van heel de familie. Mijn olifant ondertussen rustig met mij alleen op wandel, enkel gehoorzamend op gesproken commando's. Braaf beestje, braaf beestje. Even later een schelle kreet, olifant stopt en driver klimt er terug op. Oef!

Na de padthai van 's middags was het opeens wc-alarm (grrrr!) gelukkig waren we nog in het restaurant. Toen de darmen opnieuw tevreden waren, zijn we de witte tempel in Chiang Rai gaan bezoeken. Excentriek is het minste wat je kan zeggen. Een Boeddhabeeld aan de ene kant, muurschilderingen van Michael Jackson, Kungfu Panda, The Matrix en Avatar aan de andere kant. Het was een mooie afsluiter van een mooie vijfdaagse. Jammer dat ik er anderhalve dag van gemist heb. Je kan je afvragen en je yoga dan? Kan je daar niks mee doen? Jawel hoor maar een diepe massage van je buik als die heel opgezwollen is, is nu niet direct iets om te proberen als alleen je handen erop leggen al pijn doet. Die buik dichtknijpen om een bepaalde ademhalingsoefening te doen al helemaal niet!

Ondertussen heb ik heel wat zachtere methoden ter beschikking om diarree aan te pakken. Een aantal acupressuurpunten kunnen gestimuleerd worden zonder dat je daarbij in de buurt van je buik hoeft te komen. Ook de Qi Gong oefeningen zelf zijn heel wat zachter om te doen tijdens ziekte. Het was/is één van Ajahn's motto's. Kom naar de les wanneer je ziekt bent of je je niet 100% voelt. Het is dan dat je Qi Gong het meeste nodig hebt. En dan ga je het meeste leren over je lichaam. Spijtig genoeg had ik die kennis niet ter beschikking toen ik ze nodig had en kon ik mijn lichaam geen handje helpen. Het moest het zelf maar zien te regelen tijdens het vervolg van onze Thaise avonturenreis die ons via het bloedhete Sukhothai met zijn zeer indrukwekkend uitgestrekt tempelcomplex naar Khao Yai bracht waar we een hele reeks mooie en minder mooie specimens hebben ontmoet. Van een zweepslang die de gids uit wat struiken naast de weg haalde en waarvan ik ben gaan lopen over een 25cm lange duizendpoot, een tarantula, een giftige honderdpoot en een schorpioenspin tot aan miljoenen vleermuizen die in één lange sliert uit hun grot kwamen.

We hebben veertig minuten staan kijken en nog waren ze er niet allemaal uit! Het was een ongelooflijk mooi spektakel! Zeker als er dan ook nog eens een havik bijkomt die zijn avondeten komt halen. Tjakka, in de vlucht en dat is één vleermuis minder. En als kers op de taart hebben we op de terugweg nog een uil kunnen bewonderen.

Dag 2 in Khao Yai bestond uit een hele dag op zoek gaan naar beestjes. En beestjes hebben we gezien! Bij de eerste stop konden we hornbills en makaken bewonderen. Tijdens de wandeling die volgde hebben we de verrassing van ons leven gehad. Als eerste zagen we een kameleon. Iedereen foto's nemen (we waren met een groepje van 9) en dan verder. We waren nog geen tien stappen verder toen ons ma riep: "hé kom eens terug, hier zit een slang". Ik was vlak achter de gids en geef hem de informatie door. Hij antwoordt heel laconiek: "Really?" en schiet dan ineens in actie. Hij loopt terug al roepend: "Voorzichtig, voorzichtig ze kan giftig zijn". Ze bleek niet giftig maar heel giftig te zijn. De groene pig viper (of varkensadder) is één van de dodelijkste slangen ter wereld. Bij een beet heb je 8 uur om bij een dokter te geraken. Gelukkig zijn ze overdag niet actief en had het beestje de nacht daarvoor gegeten. Te zien aan de bubbel in zijn lijf. En dat lag op een varen waarlangs we allemaal gepasseerd zijn, de tak die ernaast hing had mijn broer afgebroken om beter door te kunnen. De rest van de wandeling heeft iedereen heel goed opgelet vooraleer we ergens aan vastpakten! Op die wandeling hebben we nog Gibbons gezien en heeft de gids een schorpioen uit zijn holletje gelokt. Na de wandeling gingen we op zoek naar olifanten. We hebben het geluk gehad om tijdens de zoektocht nog een watervaraan en wat makaken te zien. En olifanten! Veel olifanten. Eerst een mannetje alleen en nadien een heel kudde van ongeveer 16 dieren. Met een heel kleintje ertussen. Dat heel goed beschermd werd. Het stond meestal tussen twee grote dieren in maar af en toe zag je het eens tevoorschijn komen. Schattig! We hebben ook nog een heel lomp beest gezien. Een Homo Sapiens die in zijn eentje op wandel was en die de olifanten veel te dicht genaderd was. Onze gids zei dat er een drietal maanden geleden nog een Europese toerist vertrappeld is geweest door chargerende olifanten. Sommige mensen doen echt alles om een mooie foto te maken.

Na twee dagen beestjes zien, was het tijd om te gaan uitrusten op een wit strand. Na een vlucht en een taxirit moesten we een houten longboat op. Tegen dat we alle bagage aan boord hadden, waren we nat tot op ons ondergoed. Het was niet erg, het water was warm. Wat dus ook wil zeggen dat het niet echt afkoelt als je ligt te zonnen. Maar eigenlijk is het niet verantwoord om te zonnen, zelfs in de schaduw ben je na een uurtje een kreeft. Om dat rode velletje wat te laten rusten een snorkeltour geboekt. Nu ja, het was de naam echt niet waard. Ze hadden het beter eilandzitten genoemd. We hebben een half uurtje gesnorkeld, een keertje van een klif gesprongen en de rest op de boot of op een eiland gezeten. Met 300 andere mensen. Allemaal opeengepakt in de schaarse plekjes schaduw. Het is nu laagseizoen, ik vraag me af wat dat geeft in het hoogseizoen! Als je de mensen- en botenmassa kon wegdenken, zaten we op mooie, idyllische plekken met limestone rotsen die recht uit zee opschoten.

De laatste dag samen met de familie was een rustig dagje. De nacht was iets minder rustig. We waren het al gewoon dat het bijna iedere avond regende en zelfs onweerde maar zo erg hadden we het nog niet meegemaakt. De eerste donderslag deed me een halve meter in mijn bed omhoog springen van het verschieten. En de tweede was zo hard dat het bed ervan schudde! Kan je nagaan.

De volgende dag alles ingepakt, uitgecheckt en de boot op. Op de luchthaven van Krabi met wat traantjes afscheid genomen. Dank je Tim en Linde om alles te regelen, dank je mama en papa om die hele trip naar hier te maken! Het was fijn om jullie terug te zien.

Daar stond ik dan, mijn rugzak een beetje lichter doordat ik wat overbodige spullen mee terug naar België had gegeven maar eigenlijk nog steeds te zwaar. Ik had twee weken om te vullen voordat ik met Mariska, een collegaatje, een maand doorheen Indonesië zou reizen. Het plan was om te overnachten in Krabi town om vandaaruit naar Koh Lanta te reizen, eens daar aangekomen zou ik wel verder zien. Het zijn uiteindelijk twee nachten in Krabi geworden omdat het Tibetan Book of Living and Dying, gevonden op het koffietafeltje van het guest-house, absoluut uitgelezen moest worden. Vraag me niet hoe Krabi town eruit ziet, ik heb er geen idee van. Ik ben enkel uit de wereld van het boek gekomen om de transfer naar Lanta te regelen. Ik ben nooit in religie geïnteresseerd geweest, nog niet trouwens, maar het dodenboek zoals het ook wel eens wordt genoemd, fascineerde me. Het was mijn eerste kennismaking met een heel andere manier van omgaan met de dood.

Het gaat over hoe Tibetaanse Boeddhisten en de gewone Tibetaanse mensen staan tegenover leven en dood. Maar voornamelijk tegenover dood. Ze zeggen dat je maar op een goede manier kan sterven als je op een goede manier geleefd hebt. Leven betekent voor hen een connectie maken met het goddelijke (of hoe je het ook wil noemen) in jezelf.

In onze Westerse cultuur proberen we zo weinig mogelijk stil te staan bij de dood, alsof erover praten of eraan denken de man met de zeis oproept. Toch is dat de enige zekerheid in het leven, dat iedereen er op een dag niet meer zal zijn. Van het moment dat je geboren wordt ben je op weg naar je dood. Hoe snel of traag die dag eraan komt, weet je niet. Ben jij er klaar voor? Ben ik er klaar voor? Ik weet het niet. Wat ik wel weet is dat ik er duidelijk niet klaar voor was in het minibusje op weg naar Koh Lanta.

Na een half uurtje onderweg werden er een aantal Thai opgepikt en moest ik vooraan naast de chauffeur gaan zitten. Jawadde, ik zit toch liever achteraan hoor. Daar merk je wel dat hij snel rijdt maar zie je niet dat het 120 km per uur is op baantjes waar je in België maximum 70 mag rijden. Voorbijsteken vlak voor de bocht of als er al een tegenligger aankomt, vlak achter motorfietsen gaan hangen, nog eens goed toeteren. Ik was blij toen ik eruit mocht!

Ik ben uiteindelijk twee weken op Koh Lanta gebleven. De eerste week was gevuld met adrenalinestoten. Voor het eerst zelf een scooter besturen en dat terwijl de val op Koh Phangan me nog levendig voor de geest stond. Voor het eerst duiken en de kleurrijke onderwaterwereld bewonderen en als kers op de taart een school dolfijnen zien opspringen. Voor het eerst een bloedzuiger in je teen krijgen, hem zien opzwellen en hem er met veel ieuws uittrekken. Angsten werden overwonnen, de denigrerende commentatorstem in mijn hoofd werd de mond gesnoerd. Woehoe!

To scooter or not to scooter? Dat was de vraag die me een hele dag bezig gehouden heeft. Ze heeft me vergezeld naar het strand, bij het eten, bij het kijken naar de absoluut geweldige zonsondergang, bij het optreden van gitaarman en bij de melige rocknummers die de Pad Thai Band, een bende oude Thaise rockers, brachten. Het is to scooter geworden. Tegen 20 km per uur, soms ietsje meer, rondgetuft op mijn gehuurde scooter. Gestopt om een boottochtje te maken door het mangrovebos. De kapitein heeft me krabben, vogels en apen getoond. Na de natuur richting stad(je) om de innerlijke mens te versterken. Old Town is een charmant vissersdorpje waar Boeddhisten, Chinezen en Moslims vredig samenleven. Ik heb er een heerlijke vegetarische currysoep met roti gegeten. In het terugkomen de begraafplaats van de zeezigeuners gevonden. Ze begraven hun doden op een zandduin die onder water kan komen te staan zodat het stoffelijk overschot kan meegenomen worden door de zee. Om hun doden te eren vieren ze feest van 's morgens 8 tot 's avonds 4. Geen droevige begrafenis zoals bij ons. Zij geloven dat als zij blij zijn en feest vieren, hun overledenen ook blij zijn en feest vieren. Mooi toch?

's Anderendaags de westkust van Koh Lanta afgereden om o.a. de Tiger Cave te gaan bezoeken. In het boekje over Koh Lanta stond er alleen dat het een mysterieuze ervaring was. Ik heb het geweten. Eerste obstakel: een koe en haar kalf. Het kalf los, Ma koe gebonden aan een koord van een meter of drie. Het kalf komt nieuwsgierig naar me toe gelopen, Ma koe was daar niet zo blij mee. Ze begint te loeien en gaat demonstratief over het pad staan. Vriendelijk gevraagd aan Ma koe of ik er voorbij mocht. Blijkbaar niet. Daar stond ik, ondertussen aan 't denken aan ons ma haar verhalen over hoe ze dikwijls genoeg een stamp gehad heeft van de koeien toen ze jong was. Slik. Uiteindelijk Ma koe haar koord genomen en haar opzij getrokken en ik verder de jungle in. Bijna een uur geklefferd en geklauterd over een smal pad, over omgevallen bomen, over rotsen, over een stroompje (allé, waar is dat pad nu?) maar geen Cave te zien. Wel hagedissen die wegritsen, vogels die roepen, apen die boven mijn hoofd aan't krijsen zijn. Aan slangen en andere beesten heb ik niet eens durven denken. Op een gegeven moment wist ik echt niet meer hoe ik nog verder moest, alles leek precies dood te lopen. Ik ben dan maar teruggekeerd. Halverwege de terugweg zie ik dat een bloedzuiger mijn grote teen gevonden had en die precies wel heel lekker vond. Ik moet zeggen dat de terugweg veel sneller ging dan de heenweg en Ma koe heeft niet moeilijk gedaan, ze ging vanzelf uit de weg! Met de raad van mijn broer in het hoofd (hou er een vuurtje bij, dan laten ze los) naar een aansteker gevraagd. "No problem, no problem, water, water" en handgebaren dat ik dat beest er gewoon moest uittrekken en mijn voet onder water moest houden was alles wat ik kreeg. IEUW! Ooit al eens een bloedzuiger gevoeld? Ik nu wel, dat voelt aan als een regenworm maar nog wat zachter en slijmeriger. Brr. Ik krijg er nog de kriebels van als ik er aan terug denk. Mijn sarong genomen en dat beest met veel oeh, ah, eh, ieuws eruit getrokken en het wondje uitgespoeld. Het heeft nog heel lang gebloed. Bibberend op het eerstvolgende strand gestopt en mezelf onderzocht op nog zo van die dingen. Gelukkig niks te zien. Nota voor mezelf: Als er nog maar van ver een kans is dat je met de jungle te maken krijgt, zorg

voor dichte schoenen en een lange broek. En neem een gids mee! Djees!
De duiktrip verliep gelukkig zonder rare bijtende beesten. De eerste duik: drie kwartier beneden geweest tot bijna 8 m. Geweldig! Veel vissen: alle maten en kleuren: zwarte, rode, blauwe, oranje, gestreepten, gespikkelden,... Paarse zeesterren, kleine oranje bolletjes die zich sloten als je er in de buurt kwam. Eigenlijk kan je dat niet beschrijven. Je moet het zelf meemaken of naar een documentaire kijken op tv. Die scholen vissen, die zo snel van richting veranderen. Magnifiek om te zien. De kleuren en de vormen van de harde koralen. Mooi, mooi. Het terug naar boven gaan, vond ik iets minder. Ik wilde zo snel mogelijk van diep naar boven maar dat mag niet wegens de druk. Je voelt het water warmer worden, je ziet het lichter worden, je kunt de lucht bijna proeven maar je moet nog wat onder water blijven. Ik vond dat een beetje beangstigend.
De tweede duik overtrof de eerste in alle aspecten. Om te beginnen was er de druk in mijn oren waar ik veel meer last van scheen te hebben. Het heeft iets langer geduurd tegen dat we beneden waren omdat ik telkens een eindje terug naar boven moest om mijn oren de tijd te geven om aan te passen. Of misschien leek dat alleen maar zo. We zaten ook dieper, tot 12 m. En dan was

er veel meer te zien. Veel meer leven. Niet alleen harde koralen maar ook wuivende koralen. Veel meer verschillende soorten vis, scholen van kleine maar ook grote vissen, ik heb zelfs een mureen gezien! Ongelooflijk! We zijn een uur beneden geweest en het leek alsof het 5 minuten was. En weer vond ik het naar boven komen een beetje vies. Terwijl ik nog aan het bijkomen was van al dat moois springt plots iedereen recht in de boot: Dolfijnen voor ons! Waaaa! De Max! Ze zien zwemmen en dan opeens ze zien opspringen! Adembenemend!

Het ritme van de tweede week op Lanta was van een heel ander caliber dan de eerste. Door het werk met Taro had ik ergens al een notie dat je je gedachten niet zo serieus moet nemen. Toch was die toepassing in het dagelijkse leven nog heel ver weg. Terwijl buiten de donder en de regen alle ander geluiden overstemde, was ik de rest van mijn jaar aan het plannen. Want oh jee, niet weten wat er over twee maanden zou komen, die onzekerheid. Oh nee, dat kon ik niet aan. Dus moest er een planning worden opgesteld. Welke landen wilde ik nog bezoeken, welke maanden waren daarvoor het beste, hoelang zou ik waar blijven? Koortsachtig zocht ik op het internet, dat wonder boven wonder werkte tijdens die hevige onweders, naar alle mogelijke informatie. Terwijl ik de planning aan het maken was, had ik echter reeds een gevoel dat wat ik aan het doen was, compleet nutteloos was. Was het intuïtie? Noem het wat je wil, iets in mij zei me dat je kan plannen zoveel je wil, het leven gaat zijn eigen weg, met of zonder jouw plannen. Ik wilde dat stemmetje alleen niet geloven. Het had nochtans gelijk, achteraf bekeken. De rest van het jaar is heel anders verlopen dan ik in mijn onschuld had gepland. Tijdens al dat plannen kwam het papiertje met de website van ThaiQiHolistics terug boven. Mmm, dat lijkt me wel interessant, laten we die 20 sessies maar doen na Indonesië. Eens kijken of die mens echt zoveel weet over energie. Zet maar twee nulletjes achter die 20 en die mens is nu mijn leraar, mijn Ajahn zoals ze in het Thais zeggen, waarvoor ik een immens respect heb. Maar eerst even terug naar Koh Lanta. Waar er naast al dat plannen, gedachten moesten onderzocht worden. Zoals ik hierboven gezegd heb, had ik via Taro een notie dat gedachten niet zo serieus moesten genomen worden. Ooit had ik al eens het boek van Byron Katie "Vier vragen die je leven veranderen" geleend van de bib maar ik begreep het niet, vond het allemaal maar blabla. Taro had me echter gezegd dat het een aanvulling kon zijn op haar eigen teachings. En ja, nu was het ineens wel logisch, nu snapte ik het ineens wel. Heeft het feit dat ik de opdrachten deze keer ook echt schriftelijk heb gemaakt er wat mee te maken gehad? Waarschijnlijk. Het heeft me in ieder geval de ogen geopend voor patronen en het heeft me geholpen om uit diezelfde patronen te stappen door mijn gedachten die ten grondslag lagen van die patronen in vraag te stellen. Zoals ze het zelf zo mooi zegt: "Je lijdt enkel wanneer je een gedachte gelooft die niet met de werkelijkheid strookt" (The only time you suffer is when you believe a thought that argues with reality) En meestal komt in die gedachten het woord 'zou' voor. Ik zou, ik zou niet, hij/zij zou of zou niet. Vergeet zou, zou is vechten met wat is! Vergeet vechten, laten we even een frisse neus gaan halen.

Kwallen, heel grote kwallen! Ik ben ze tegengekomen tijdens een strandwandeling. Ik heb die dag wel opgepast om te gaan zwemmen. Een iets grappiger creatuurtje dat ik tijdens een andere strandwandeling ben tegengekomen was een kreeftje, verscholen in een schelp. En rommel, heel veel rommel. Nu het laagseizoen begonnen is en alle beachbars gesloten zijn, wordt het strand niet meer schoongemaakt. Ik ben er echt van geschrokken wat er allemaal komt aangespoeld! Van plastic bekers tot stukken matras! Het lijkt wel alsof de zee er ook genoeg van heeft. Was ze vorige week nog zo glad als een spiegel, deze week is ze woest. Met hoge brullende golven, schuimende koppen, sterke stroming. Alles wat wij zogenaamd beschaafde mensen in haar gedropt hebben, spuwt ze met een ongeëvenaarde kracht terug uit.

Van al die indrukken krijgt een mens honger. Mijn favoriet restaurantje naast de weg blijft gelukkig het hele jaar open. Het is er altijd superlekker en ik vind het heerlijk om in de

> "keuken" te kijken. Een keuken kan je het niet
> echt noemen. Het zijn twee gasbekken, wat
> bamboe werktafels en een aantal piepschui-
> men bakken met hun etenswaren. Maar het is
> zo fijn om de dame in haar wok te zien roeren,
> je ziet gewoon dat ze het met liefde doet.

Ook ik denk met liefde terug aan Koh Lanta. Is het omdat ik daar voor het eerst echt geconfronteerd werd met het feit dat gedachten die niet stroken met de werkelijkheid je emoties beïnvloeden als je dat toelaat? Zo herinner ik me een waanzinnig mooie zonsondergang op het strand waar ik met open mond en een "waw wat ben ik toch een geluksvogel" gevoel naar zat te kijken. Tot de gedachte: "Dit zou nog veel beter zijn als mijn partner nu hier was geweest." Nog geen 2 seconden later liepen de tranen over mijn wangen en voelde ik me miserabel. Uiterlijk was er niets veranderd. De zon ging nog altijd onder in een machtig kleurenspektakel. Het enige wat veranderd was, was dat ik een gedachte geloofde die niet met de werkelijkheid overeenkwam. De werkelijkheid was dat die partner er niet was. Trouwens hoe zou ik kunnen weten of het dan beter zou zijn? Misschien maakten we op dat moment wel ruzie en ging die fantastische zonsondergang aan ons voorbij. Om nog maar eens te zeggen dat je gedachten met "zou" maar beter niet voor waar aanneemt. Wat wel waar was, was dat ik afscheid moest nemen van dat kleine eiland dat me vele waardevolle inzichten heeft bijgebracht. Het was tijd om Indonesië te gaan verkennen. Als je Indonesië zegt, denk je automatisch aan Bali. Voor mij roept Indonesië echter beelden op van een boottocht door de jungle, oerang-oetans, snorkelen met zeeschildpadden en zwemmen tussen de kwallen. Indonesië is zoveel meer dan Bali. Toch kon Bali niet ontbreken op onze ontdekkingstocht door Indonesië.

"Onze?"

"Ja, onze." Deze reis heb ik niet in mijn eentje gemaakt. Nog voor ik vertrokken ben uit België hadden Mariska, een collega Product Specialist, en ik al plannen gemaakt om samen Indonesië te bezoeken. Ze moest enkel nog verlof aanvragen en haar vluchten boeken. We zouden elkaar in de luchthaven opwachten. Zo gezegd, zo gedaan. Onze vluchten kwamen ongeveer rond hetzelfde tijdstip aan in Jakarta. We hebben elkaar dan ook zonder al te veel problemen gevonden om samen verder te vliegen naar Bali. Bali, oh Bali. Dat eiland heeft iets mysterieus. Het heeft een zekere aantrekkingskracht. We zijn er tenslotte 9 dagen gebleven en had het van Mariska afgehangen, nog wat langer. Aan de andere kant heeft het iets rusteloos over zich. Iets dat me afstoot. De drukte van het verkeer en het constant aangesproken worden om dingen te kopen (taxi miss, car miss, tickets miss, tour miss,...) dragen zeker bij tot dat gevoel. Toch ben ik nog vele malen terug naar Bali geweest, in hele andere omstandigheden. Niet om het eiland te verkennen maar om hele dagen niets anders te doen dan Qi Gong. Opnieuw loop ik vooruit. Laten we eens kijken wat Bali ons zoal te bieden had.

Een wandelingetje richting Tanjung Benoa. Een weg recht door het mangrovebos waar de plaatselijke bevolking aan de kant aan het vissen was.

...een taxi naar Ulu Watu. Daar zou één van de belangrijkste tempels staan van het eiland. Spijtig dat je er zelfs niet van ver in mag. Het enige wat je kan zien zijn agressieve apen die naar alles grijpen wat loshangt. Dat zeiden ze toch. Degenen die wij gezien hebben waren zo vet gevoederd dat ze te lui waren om een oog open te doen.

... een verkoelende duik , een zonsondergang en een heel bord lekkers, vers uit de zee in Jimbaran. We hebben duimen en vingers afgelikt!

... groot feest in Ubud. Galungan is een hindoefeest dat om de 210 dagen wordt gehouden in Bali. De Balinezen geloven dat op die dag de geesten van hun voorouders afdalen naar aarde. Om ze te ontvangen en gunstig te stemmen maken ze alles mooi en wordt er enorme hoeveelheden voedsel etc geofferd. Langs de weg staan Penjor, lange palen die versierd zijn, waaraan een klein altaartje hangt waarop er 's morgens door Balinese dames in hun mooiste kleren offers worden gelegd. Hetzelfde wordt gedaan in hun huistempels en in de dorpstempels. En niet alleen de dames zijn opgekleed, ook de heren en de kindjes lopen er piekfijn bij. Na de offerings wordt er samen met de familie gegeten van gerechten die de dag ervoor bereid zijn. Het zijn pakketjes van varkensvlees (offerdieren) en pikante groentjes in bananenbladeren. Ook wij hebben een aantal van die pakketjes aangeboden gekregen door onze gastvrouw. Twee soorten varkensvlees en de pikante groentjes. Heel lekker, alleen dat ene soort varkensvlees was een beetje gelei-achtig. Ik vraag me af of het geen ingewanden waren. Misschien wil ik het liever niet weten.

... een dagje spa en een "extreme bicycle tour". De streek rond Ubud is zeer mooi om te fietsen maar de georganiseerde dingen zijn allemaal gelijkaardig. Ze droppen je in een megagroot restaurant met uitzicht op een vulkaan om te ontbijten. Daarna naar een koffieplantage en als je eindelijk mag beginnen te fietsen is het langs de asfaltweg en enkel bergaf. We wilden eens iets anders. Op Internet Bayan Tree tours gevonden die een "extreme bicycle tour" aanboden over kleine weggetjes en enkel voor geoefende fietsers. Het was inderdaad over kleine weggetjes, soms beton, soms niet. Tussen de rijstvelden, langs kanaaltjes waarin de vrouwen zichzelf, hun kinderen en hun kleren aan't wassen waren. Door de jungle waar we apen, kleine komodovaranen en kingfishers gespot hebben. Bergop en bergaf, soms serieus stijl, maar goed te doen. De gids was vol lof over onze rijkunsten. Geen wonder, de Amerikaan die de dag van te voren mee was, is in één van de kanaaltjes naast de rijstvelden gedonderd! … een beetje rondfietsen op ons eigen. Eerst richting het noorden, daarna richting het zuiden. Al maar goed dat we het in die volgorde gedaan hebben want het noorden lag een pak hoger dan het zuiden. Om in Tirta Empul te geraken, een tempelcomplex gebouwd rond een opborrelende bron, hebben we een paar serieuze klims mogen doen. Gugung Kawi was maar een paar 100 m verwijderd van Tirta Empul en daar konden we graven of herdenkingsmonumenten zien (ze weten het zelf niet goed) van indrukwekkende afmetingen in een wondermooie omgeving. Maar voordat we bij deze twee monumenten terecht zijn gekomen zijn we onderweg gestopt bij een lokaal marktje waar we heel lekkere tapiocasnoepjes hebben geproefd en gekocht. Na de lunch richting het zuiden. Bergaf zoeven! Leuk! Toen besefte ik maar pas wat een klim we in de voormiddag gedaan hebben. In het Zuiden zijn we van de ene plek naar de andere gefiets. Zo hebben we een fresco bekeken, het grootste stuk gegoten metaal uit de 3de eeuw voor Christus bewonderd en water over ons gesprenkeld dat ons jong zou houden. Na een lange fietsdag zijn we geëindigd bij een Italiaan voor een overheerlijk pizza.

... een rondrit met privé-chauffeur. Via een waterpaleis naar Ahmed om te gaan snorkelen. Verder langs de kronkelende kustweg hoog boven zee om te eindigen aan de luchthaven.

Van Bali ging het naar Pangkalan Bun voor een driedaagse boottocht door de jungle van Indonesisch Borneo om Oerang Oetans te spotten. Voor mij had die tocht nog drie dagen langer mogen duren. Ik heb enorm genoten. De vochtige, plakkerige hitte, de muggen, zelfs de vieze, stinkende kleren konden de pret niet drukken.

Vroeg in de ochtend aan boord gestapt van 'onze' klotok. Ja hoor, we hadden een hele boot voor ons alleen. Eerlijk toegegeven, dat is de normale gang van zaken maar ik voelde me een koningin. En wat voor één! Het waren drie super dagen! Een culinaire boottocht met op het menu drie heerlijke maaltijden per dag waarvan het laatste bij kaarslicht. De kokkin toverde telkens weer onwaarschijnlijk smakelijke dingen te voorschijn. Doe daarbij het gestaag schommelen van de boot, het hypnotiserend geluid van de motor, geweldige zichten op het regenwoud en heel veel apen.

We kunnen deze prachtige dieren zien omdat ze op drie plaatsen gevoederd worden. Het zijn Oerang Oetans die gered zijn van mensen die ze als huisdier houden. Ze worden terug in de jungle geïntroduceerd en om te zorgen dat ze genoeg voedsel binnenkrijgen worden ze extra bijgevoederd. Als je geluk hebt, komen er veel naar het voederplatform, als je pech hebt geen enkele. De eerste Oerang Oetan die we zagen was een moeder met een kleintje en zij had ons eerst gezien. Door een brul liet ze verstaan dat ze niet zo blij was met ons bezoek. Zelfs als ik alleen haar had kunnen zien, zou ik al content zijn geweest maar het geluk was met ons. We hebben rond het eerste voederplatform een zestal Oerang Oetans kunnen bewonderen. Sommigen heel verlegen, anderen echte fotomodellen. Het dominante mannetje hield er wel van om in de belangstelling te staan. En van hem zijn we op de terugweg mogen gaan lopen! Hij bleek heel dicht tegen het pad te staan en kwam ons achterna. Onze gids zei lopen, dus lopen deden we. Een aantal andere mensen die niet begrepen dat dat echt geen knuffelbeest is, hebben we maar uit onze weg geduwd. Veilig terug in onze klotok ging de kapitein op zoek naar een aanlegplaats om de nacht door te brengen maar eerst hebben we nog probiscusapen en makaken mogen aanschouwen. Daarna diner bij kaarslicht met het getokkel van een regenbui als achtergrondmuziek. Muggen die kwamen meegenieten deden ons vroeg onder de wol kruipen.

Met het krieken van de dag en het eerste zonlicht wakker geworden. Na een uitgebreid ontbijt van getoast brood, roerei en bananenpannenkoek een douchke genomen. Dat wil zeggen: je neemt een schep bruin rivierwater, kiepert het over je hoofd, zeept je in en kiepert een aantal scheppen rivierwater over je om alles af te spoelen. Je krijgt er een heerlijk zacht velleke van. Ahum. Niet dat het veel nut had want even later aan het tweede voederplatform liep het zweet terug in straaltjes van me af. Hier werd de show gestolen door een eekhoorn die stokstijf en onderste boven zat te wachten op zijn deel van de bananen. Leuk entertainment tot de Oerang Oetans arriveerden. Het is machtig om ze van boom naar boom te zien slingeren, om te zien hoe er een rangorde is die gerespecteerd wordt: eerst het mannetje en daarna de rest. Ik werd het niet beu om ze bezig te zien. Ook aan het derde voederplatform bleef het fijn om ze te bekijken. Daar waren ze wel heel wat minder verlegen. Er was er zelfs eentje die door het water waadde, het touw waarmee onze boot vastlag vastnam en de boot naar zich toetrok. Al de andere boten maar foto's nemen, wij voelden ons niet echt meer op ons gemak.

> Na een rivierwaterdouche en een heerlijk
> diner bij kaarslicht opende de sterrenhemel
> zich. Languit op het dek, op mijn rug naar
> duizenden sterren kijken en stil worden. De
> derde en laatste dag van het Oerang Oetan
> avontuur is geëindigd met Oerang Oetans. En
> hornbills! Machtige prachtige grote vogels!

Terwijl ik deze woorden teruglees en de herinneringen naar boven laat komen, komen er ook de meer recente beelden bij die op internet circuleren. Over ontbossing en ontheemde Oerang-oetans. Sommigen met brandwonden door het beleid van slash and burn van de palmkwekerijen. Hele stukken jungle worden platgebrand om er palmbomen op te kunnen zetten. Om te voldoen aan de vraag vanuit het Westen naar goedkope palmolie die je zowat in alle chocopasta's en koekjes kunt terugvinden. Grote delen van de jungle die we toen bezocht hebben, zijn samen met hun inwoners verdwenen. Inwoners die geen vlieg kwaad doen, prachtige creaturen van moeder natuur die net als wij gewoon willen leven. Het maakt me verdrietig te weten dat mijn petekindje, en hij niet alleen, dit moois hoogstwaarschijnlijk niet meer te zien gaat krijgen. Laat ons hopen dat ik ongelijk krijg en ik over vijftien of twintig jaar diezelfde tocht opnieuw kan maken met hem op sleeptouw. En wie weet kunnen we dan ook verder naar Yogyakarta om twee wereldbefaamde monumenten, Prambanan en Borobudur, te gaan bekijken. Ik veronderstel dat er veel minder kans is dat die er niet meer gaan zijn. Vooral Borobudur vond ik zeer indrukwekkend. Toch kan hij niet tippen aan Angkor Wat. Tot nu toe is dat de meest tot de verbeelding sprekende tempel die ik op mijn reizen in Azië ben tegengekomen. Zelfs de Tempel van de Hemel in Peking, prachtig op zijn eigen manier, moet onderdoen. Maar even terug naar Prambanan en Borobudur. Vooral de weg naar die laatste liep niet over rozen.

Rond Yogyakarta staan twee monumenten die wereldbefaamd zijn en waarvan er eentje op de cover van de Lonely Planet van Indonesië staat. Dag 1 bracht ons in alle vroegte naar Prambanan. Zes grote hindoetempels op een kluitje. Ze zijn gewijd aan de drie belangrijkste hindoegoden en hun respectievelijke rijdieren. De grootste, die van Shiva, en de meest interessante stond in de stellingen en mochten we niet in. Jammer.

Van Prambanan naar Borobudur. Drie bussen, drie uren en heel wat ergernissen later aangekomen in het hotel. Ergernissen? Wel, ja. Om van bus te wisselen moesten we in een kotje gaan staan, op elkaar gepakt als sardientjes in een blik. Als de juiste bus eraan kwam werd je heel subtiel (niet!) tegen de kant gedrukt zodat je toch maar niet op de bus zou geraken. Zo hebben we 2 bussen moeten laten passeren. Toen we eindelijk op bus drie zaten richting Borobudur waarop er zeker 15 man en drie kippen teveel zaten, begint er nog iemand te roken. Naast plakkende lijven, aangename zweetgeuren en een bus die elk moment uiteen zou kunnen vallen, kon dat er ook nog wel bij.

Dezelfde nacht om 4u opgestaan, achterop een motorfiets gaan zitten en ons laten escorteren naar Setumbu Hill om daar de zonsopgang boven de boeddhistische tempel van Borobudur te bekijken. De zonsopgang was de moeite. Je zag het lichter worden, alle schakeringen roze tevoorschijn komen, de mist uit het woud naar boven trekken en wolken vormen (Oh nee, wij gaan geen zon meer te zien krijgen) en dan opeens komt er een vuurrode bol tussen de twee heuvels piepen. Na haar eerste verlegenheid te hebben overwonnen, steeg ze steeds sneller naar de hemel. Mooi! Van de Hill naar de tempel die toen we toekwamen nog helemaal bedekt was met mist. Het monument op zich vond ik veel indrukwekkender dan dat van Prambanan. 123 m in het vierkant en 32 m hoog. Volledig bedekt met bas-reliëfs die het leven van Boeddha uitbeelden en 300 zittende boeddhabeelden. Je kan er gemakkelijk een halve dag spenderen maar onze motorfiets-gidsen hadden ons gezegd dat twee uur voldoende was. Ze gingen ons nog twee andere kleinere tempels laten zien, dus na twee uur zijn we braafjes teruggekeerd en hebben we ons laten voeren naar de andere tempels waar we bij de laatste de aap hebben uitgehangen. Voor alle duidelijkheid, dat was niet in de tempel maar in een grote boom die ernaast stond. Die lianen zagen er veel te uitnodigend uit om te laten hangen. Nu weten we hoe Tarzan zich moet voelen. Na een laat ontbijt van nasi goreng lange filosofische gesprekken gevoerd met zicht op de rijstvelden.

Filosofische gesprekken, je weet wel. Over het leven enzo, over mannen enzo, en nog wat over mannen, je weet wel. Van filosofische gesprekken naar een vulkaanbeklimming is maar een kleine stap. Vooral als je daar om 4u 's nachts moet voor opstaan.

Ik kan jullie verzekeren dat het pijn deed om de wekker te horen! De Merapi is 's werelds meest actieve vulkaan. Je zou het niet zeggen want je ziet geen lava, je hoort geen rommelingen en je voelt geen warmte. Je ziet enkel een rookpluimpje uit de top komen. Maar hij heeft in 2006 en 2010 wel een aantal doden op zijn geweten. Yogyakarta dat op 42km er vandaan ligt was in 2010 bedekt met een laag as van 10 cm! Wij hebben een wandeling gemaakt door nieuw aangegroeid bos waarin je de bewijzen van de verwoestende kracht van de vulkaan nog kon zien. Eigenlijk mag je het een klauter-partij noemen. Sommige stukken waren op handen en voeten om over boomstammen te klimmen. Na twee en half uur door bos, olifantengras en droogstaande rivierbeddin-gen zijn we op de lavavlakte aangekomen. De bunker waar twee journalisten die zich veilig waanden zijn omgekomen, geroosterd door aswolken van meer dan 1500°C, vond ik maar spookachtig. We zaten op dat moment in de gevaarlijke zone die normaal verboden terrein is voor toeristen. Enkel met specia-le toelating en een gids mag je er komen. Als de vulkaan zou uitbarsten, ben je er geweest. Maar er zijn 7 observatieposten en de gids stond via walkie talkie in contact met hen. Bij sterk verhoogde activiteit zouden we ge-waarschuwd worden en het gebied, samen met de inwoners direct moeten verlaten. Na een tocht van in totaal zes uur was ik blij met het uitgebreide ontbijt dat op ons stond te wachten. De busrit terug naar Yogyakarta was er eentje van extremen. Eerst drie kwar-tier tegen 10 km per uur voort tuffen, dan na een telefoontje racen en zotte manoeuvres doen. Ik was blij om uit die bus te kunnen stappen. Mijn enkels ietsje minder. Zij pro-testeerden. Je had me moeten zien. Er waren kromme oude dametjes die veel sneller lie-pen dan ik.

Sinds ik Qi Gong ontdekt heb, hebben mijn enkels nooit meer zo erg pijn gedaan. Je mag het aan Mariska vragen, twee dagen nadien liep ik nog mank. En mijn tanden heb ik ook stukgebeten. Ik kon wel huilen, zo kon het toch niet verder. Ik verwenste mijn jeugdige zelf en haar stommiteiten. De pijnen zijn ontstaan toen ik rond mijn dertiende een scheurtje in de gewrichtsbanden van mijn rechter enkel heb gehad. Ik wilde absoluut geen gips, dat had ik al eens meegemaakt op mijn tiende door een breuk in de rechter elleboog. De voet moest maar ingetaped worden. Drie weken later stond ik met een ingetaped-te voet interclub wedstrijd te turnen. Ach ja, jong en onbezonnen. Het heeft me meer dan 20 jaar pijn gekost. Een nachtje stappen en dansen stond gelijk aan 's anderendaags mijn bed uithobbelen zoals iemand van 80. Een dagje shoppen? Idem. Yoga heeft geen verbetering gebracht. Qi Gong wel. Hoe dan? Wel, Qi Gong kijkt naar je uitlijning. Fysiek en energetisch. Eerst zijn er heel wat fysieke aanpassingen moeten gebeuren, die me ineens ook van mijn x-benen afgeholpen hebben, en die allemaal te maken hebben met houding. In de oefeningen ga je een andere, meer uitgelijnde, ontspannen houding aanleren die langzaam gaat doorwerken in je dagelijks leven. Dat is de eerste stap die al enorme verbeteringen meebrengt. Daarnaast moet er losgelaten worden. Want jouw houding kan perfect zijn, als je, laat het ons je energie noemen, vasthoudt, zal de pijn terug komen opzetten. Zelfs nu nog, na meer dan 4 jaar en 5000 uren Qi Gong practice zijn er momenten dat ik vasthoud. Met pijn als gevolg. Op het moment dat ik in de correcte uitlijning kan loslaten, vraag me niet hoe, daar kan ik niet op antwoorden, verdwijnt de pijn als sneeuw voor de zon. En de zon brengt ons terug naar Indonesië waar de laatste dagen gespendeerd werden op een paradijselijk eiland. Dat misschien toch niet zo paradijselijk was?

Tijdens de rit was ik geshockeerd door de ontbossing die er op Indonesisch Borneo aan de gang is. Je ziet op heel veel plaatsen stukken bos die volledig zijn platgebrand, waar er nog een paar eenzame boomstronken in de lucht steken en waar de rook nog van de grond komt gekringeld. En dan zie je daarboven een pracht van een zonsondergang. Surreëel! We zijn op Derawan, ons paradijselijk eiland voor de laatste dagen, geraakt. Het paradijs viel echter wat tegen. Heel veel volzet, de kamers die vrij waren waren vies en de prijzen swingden de pan uit. We hadden ons gebaseerd op prijzen die in de gids stonden om onze geldvoorraad aan te vullen omdat er geen bankautomaten zijn maar de bedragen bleken allemaal meer dan verdubbeld te zijn. Wat?! De eerste kamer die een beetje schappelijk was van prijs en waar er geen schimmel op de muren stond hebben we maar genomen.

Na twee nachten in een iets minder aangename kamer zijn we uiteindelijk kunnen verhuizen naar een bungalowtje op het water.

Uitgenomen de laatste nacht, die hebben we in een homestay doorgebracht. Later meer daarover. Vanop ons bungalow-terras hebben we heel wat moois kunnen bewonderen. Om te beginnen zeeschildpadden die komen grazen voor je deur. Snel de snorkel genomen, in het water gesprongen en met hen mee gaan zwemmen. Het was een race. Zij wonnen! Zo snel dat die beesten zwemmen! Het lijkt helemaal niet zo als je er staat op te zien maar probeer ze maar eens bij te houden als je in het water ligt. Zelfs met zwemvliezen verlies je. Ze kwamen elke dag rond het zelfde uur hun grasmaaltijd halen. Als je dan ging snorkelen kon je ze gegarandeerd zien. Het hoogtepunt voor mij was het zien van 5 van die reuzebeesten op een kluitje.

De pijlstaartrog heb ik maar van ver bewonderd. Ik wil niet eindigen zoals Crocodile Dundee. Hij is gestorven aan een steek van dit dier. Ook op de zeeslang was ik niet echt happig. De zeester was degene waardoor we een uur in het water aan het turen geweest zijn en een murene, de hierboven vermelde zeeslang, een pofvis (mijn naam ervoor, ik weet niet wat de officiële naam is), trompetvissen, een vlinderachtige vis en nog heel wat andere vissen hebben gezien. We hadden geluk dat het windstil was en het water heel glad.

De tweede nacht op het eiland hebben we een schildpad haar eieren zien leggen. We zaten

op strand om naar de sterren te kijken. Ineens komt er een zwarte bobbel het strand
op. Wat dichter gaan kijken, bleek dat het
een schildpad was die na een tourtje te hebben gemaakt de juiste plek gevonden had om
een gat te graven en haar eieren te leggen.
Mooi om te zien, jammer alleen dat tegen het
einde van het eierenleggen er een hoop Indo-
nesiërs aankwamen met veel lawaai en led-
lichten van de GSM. Leuk als je net bevallen
bent... Een dag of twee later heb ik drie kleine schildpadjes terug in de zee mogen zetten.
Toen we terugkwamen van ons avondeten
heb ik een praatje gemaakt met een local
terwijl Mariska aan't pingpongen was met de
plaatselijke jeugd. Ineens zei de meneer me
dat hij schildpadjes had en dat hij ze ging vrij-
laten. Ik mocht er ook drie terugzetten. Eerst
leek het alsof ze terug naar de teil wilden
waaruit ze kwamen maar na een bocht genomen te hebben waren ze vertrokken. Veilige
reis, kleintjes!
De onderwaterwereld in en rond Derawan is
echt geweldig. De koralen die op de palen van
de bungalows groeien en die enorme scholen vis aantrekken zijn heel mooi om te zien.
Het is wel jammer dat er heel wat afval drijft
in het water rond het eiland. Je ziet dat het
een negatieve invloed heeft. Dichter tegen de
kust zijn er al heel wat koralen afgestorven.
Toen ik een Indonesische man aansprak die

zijn leeg pakje sigaretten in het water gooide, begon hij af te geven op de regering. Dat het hun fout was. Zij hadden de vuilnisophaling stopgezet. Dat kan allemaal wel zijn maar het is niet de regering die afval in het water werpt, het zijn wel de mensen die dat doen. Twee keer zijn we kunnen ontsnappen naar andere (nu nog) paradijselijke eilanden. Beide keren mochten we mee op een 3-eilandentour om de prijs te drukken, iets waar wij absoluut geen bezwaar tegen hadden. Buiten het snorkelen aan elk van de eilanden, hebben we op Kakaban gezwommen tussen de kwallen. Ze steken niet meer omdat ze in een afgesloten zoutwatermeer zitten waar ze geen vijanden hebben. Ik moet toegeven dat het een heel vreemd gevoel is, kwallen die tegen je opbotsen. In het begin heb ik een paar keer wat gilletjes gegeven door mijn snorkel door maar nadien was het meer giechelen dan iets anders.

Nog eventjes iets over de homestay. Het komt erop neer dat je gewoon in een kamer slaapt bij mensen thuis. We hadden er eentje gevonden aan een heel schappelijke prijs, waarvan de badkamer een beetje proper was en waarvan de gastvrouw een beetje Engels sprak. Ze heeft ons 's avonds thee geserveerd en 's morgens twee keer ontbijt. Ja echt waar. Eerst de gewone zoete smoutebolachtige dingen met thee. Een uurtje later komt ze ons zeggen dat het ontbijt klaar is. Huh? Bleek dat ze vier (!) vissen klaargemaakt had. Twee gebakken en twee gefrituurd, met rijst en een pikant limoensausje. Te eten op de vloer. Geweldig en het beste pikante sausje dat ik in heel Indonesië gegeten heb. Het ging perfect samen met de vis. Toen wij gedaan hadden met eten, ging zij met haar man en zoontje eten, ook vis met rijst en ook op de vloer. Zij heeft daarna even ons transport terug naar Kalimantan geregeld. Handig! En ik gun haar de extra Roepia's die we daardoor teveel betaald hebben.

En daarmee zat het Indonesisch avontuur erop en kon het Qi Gong avontuur beginnen.

DEEL II

De ontdekking van Qi Gong

Over de eerste stappen

(juni 2014- febr 2015)

5. QI GONG: DE EERSTE KENNISMAKING

Vier vluchten en twee dagen later ben ik terug in Thailand. In Chiang Mai. Om aan een 20-daagse cursus Qi Gong te beginnen. Iets totaal nieuw voor mij.

Wie had ooit gedacht dat die 20 dagen meer dan 3 jaar zouden worden? Mijn Qi Gong avontuur begon op 17 juni 2014 en gaat vandaag de dag nog altijd door. Die eerste dag was een memorabele dag. Toen ik mijn fiets parkeerde, botste ik met mijn kuit tegen de hete uitlaatpijp van een motorfiets. Verdorie dat was pijnlijk! Gegarandeerd dat er stukjes vel zijn blijven plakken. Nadat de wond verzorgd was, had ik het eerste gesprek met Ajahn. Er zouden er nog veel volgen maar dat eerste gesprek was wel zeer speciaal. Hij vroeg me wat ik eigenlijk kwam doen. Een beetje van mijn melk antwoordde ik:

"Uhm, gedurende de yoga begon ik energie te voelen en ik wilde meer weten daarover. Iemand die bij jou een cursus gevolgd heeft, zei me dat jij veel over energie weet. "

Hij moest eens lachen, ging er niet verder op in maar vroeg me of ik fysieke problemen had.

"Uhm, niet direkt. Goh ja, ik heb soms last van mijn enkels als ik lang wandel. En ik heb een holle rug, maar ja, dat heb ik al van toen ik kind was, daar zal weinig aan te doen zijn. De buikspieroefeningen van de kinesist hebben in ieder geval niet geholpen."

Hij bekijkt me eens en zegt: "Die enkels daar kunnen we iets aan doen, die rug dat gaat verbeteren en jouw tenen die krijgen we ook recht." "Hmm" was alles wat ik erop te zeggen had ondertussen bij mezelf denkend: "Ja, dat wil ik nog zien." Om maar aan te geven dat ik heel skeptisch was. Hij ontweek mijn vragen over energie en de dingen waar ik totaal niet mee bezig was, mijn tenen in godsnaam, vond hij belangrijk. Het zou me later allemaal duidelijk worden. Niet zoveel later want al na 6 lessen wist ik dat ik wat langer in Chiang Mai zou blijven. Om eerlijk te zijn was dat al na de tweede les maar dat wilde mijn skeptische zelf toen nog niet aannemen.

Neem aub de indrukken van die eerste sessies niet al te letterlijk. Ik spreek heel veel over energie want dat was wat ik belangrijk vond, waarop ik me wilde concentreren. Eigenlijk gaat het daar helemaal niet om. De energie is iets dat verder komt uit de juiste houding, loslaten en in je center zijn. Controleren, sturen etc is eigenlijk allemaal blahblah, een verhaaltje dat mijn mind vertelde over de realiteit van het niet in center zijn. Ondertussen weet ik dat in de TQH manier van lesgeven, die ikzelf ook volg, de teachings aangepast worden aan het moment en aan de toestand van je lichaam maar altijd met het vinden van je center in gedachten. Aangezien je lichaam elke keer, elke dag, elk moment anders is, kunnen de richtlijnen ook anders zijn. Als jij op dag 1 teveel naar achteren leunt zal ik zeggen dat je naar voor moet komen, leun je op dag 2 teveel naar voor dan zal ik zeggen dat je naar achteren moet komen. De bedoeling is dat je je center vindt. En dit is hoe ik dat toen ervaren heb.

Het belangrijkste waarvoor ik in Chiang Mai ben is om Qi Gong te doen. Qi watte? Qi Gong. Spreek uit als "Tjie Goeng". Qi Gong is een traditioneel Chinees gezondheidssysteem. Qi is de levenskracht of energie die in alle dingen aanwezig is en Gong is vaardigheid. Qi Gong betekent letterlijk de vaardigheid om met levensenergie om te gaan. Het is een systeem dat beoefend wordt om de gezondheid te onderhouden, de vitaliteit te verhogen en om genezing te bevorderen. Qi Gong maakt gebruik van fysieke houdingen, ademhalingstechnieken en gerichte concentratie. Er zijn verschillende Qi Gong stijlen die variëren van de zachte interne (yin) stijlen zoals Tai Chi tot externe, krachtige (yang) stijlen zoals Kung Fu. Echter, de langzame en soepele bewegingen van de meeste Qi Gong vormen kunnen eenvoudig aangepast worden aan elk lichaam en beoefend worden door alle leeftijdsgroepen.

Tot zover de theorie. In de praktijk gaat het als volgt. Ik doe elke dag 's morgens van 10 tot 13u drie uur mijn oefeningen en val elke namiddag uitgeteld op mijn bed twee uur in slaap! Echt waar! Dinsdag ben ik voor de eerste keer naar de 'clinic' gefietst waar ik Ajahn Toh, mijn leraar ontmoet heb. De clinic heeft drie behandelkamers waar Ajahn patiënten behandeld met acupunctuur, Qi Massage en Qi Gong. In de gang die de kamers verbindt, doe ik, samen met nog twee of drie andere leerlingen, mijn oefeningen. Ajahn is Indonesiër van Chinese afkomst en heeft les gehad van meerdere meesters. Hij zei me de eerste dag dat ik in deze maand de 7 statics (7 staande oefeningen) zou leren waardoor mijn houding zou verbeteren. De holle rug wat minder hol en de platvoeten wat minder plat. Daarnaast zou hij acupunctuur doen om mijn enkels te openen zodat ik geen oud madammeke meer ben na een wandeling van 6 uur en ook aan de acné zou hij wat kunnen doen. Ondertussen heb ik op 4 dagen alle 7 oefeningen gekregen. Nu is het de kwestie van ze te perfectioneren. Om ze te doen vanuit mijn Dantian (het gebied net onder de navel). Ajahn vindt dat ik veel controle heb over mijn lichaam, dat ik heel snel vooruit ga en dat ik hem kan volgen als hij het over connectie met de Dantian heeft. Daarom mag ik ook al wat minder statische oefeningen doen. Oefeningen die me terug doen denken aan mijn jaartje Kung Fu: Trappen en voor- en achterwaarts stappen. Het voorwaarts stappen-trappen gaat als volgt: sta stabiel, vind je Dantian, trap vanuit je Dantian, evenwicht, voel de connectie met je tenen, kom terug naar je center, dan pas die voet zetten, controle, hiel eerst, dan je tenen en zet die voet recht, knie niet naar binnen laten vallen en let op je ademhaling. Je wiebelt omdat je energie te hoog zit, laat hem naar je Dantian zakken. Uhuh, oké. Het achterwaarts stappen vind ik iets gemakkelijker omdat het wat op tango lijkt.

Ik heb nu zes dagen de 7 statics gedaan en ik merk dat ik al anders op mijn voeten sta. Mijn enkels vallen effectief minder naar binnen. Mijn lichaam past zich aan, waarschijnlijk dat ik daarom elke dag naast mijn normale 9 uur slaap een middagdutje nodig heb! Ik denk dat ik op het juiste moment in Chiang Mai ben aangekomen. Doordat het regenseizoen is zijn veel van Ajahn's leerlingen terug naar huis. Degene die er nu zijn, zijn degenen die een instructor training volgen en al meer dan een jaar onafgebroken in Chiang Mai zijn. Leuk voor mij want ik train samen met hen en krijg dezelfde informatie. Daarnaast krijg ik veel meer individuele coaching omdat we met zo weinig zijn. Fijn, fijn! Mijn eerst acupunctuursessie is ook een feit.

Mijn rechtervoet zag eruit als een speldenkussen. Het was niet pijnlijk maar ik voelde wel vreemde gewaarwordingen tot in mijn liezen. Ja, ik vind het hier wel interessant, ik heb zelfs het gevoel dat ik wat langer ga blijven dan de geplande maand, maar dat zie ik wel als het zover is. Voorlopig doe ik niet veel meer dan elke dag een half uur naar de clinic fietsen, drie uur trainen, een half uur terug fietsen, eten zoeken, middagdutje doen, beetje zwemmen, beetje van't zonneke genieten, beetje lezen en een beetje mediteren. Nog geen exploraties van Chiang Mai, ik heb zelfs nog geen massage genomen. De fut ontbreekt. Het enige wat ik gedaan heb is op de Saturday Walking Street, een grote markt waarvoor ze één van de drukste straten van Chiang Mai volledig afsluiten voor alle verkeer, nieuwe t-shirts gekocht. Mijn witte t-shirts die mee de jungle in geweest zijn, waren niet meer proper te krijgen. Ik heb ze met veel plezier vervangen door meer kleurrijke exemplaren.

Met de aankoop van die kleurrijke t-shirts werd ineens ook het yogatijdperk achter me gelaten. Als ik het me goed herinner heb ik gedurende de eerste Qi Gong week nog twee keer op mijn hoofd gestaan en dat was het dan. Ten eerste was het effect dat Qi Gong had op mijn energielevel zeer groot en ten tweede begon ik te begrijpen dat in Qi Gong de manier van bewegen en omgaan met je lichaam zoveel zachter is. Geen pijnlijke stretches, geen onmogelijke verwrongen houdingen, geen vreemde ademhalings- en buikdraaitechnieken. En zeker niet op je hoofd gaan staan! Gewoon, simpele staande of zittende oefeningen. Wat niet wil zeggen dat ze gemakkelijk zijn! Ik wilde meer!

't Is beslist, ik blijf een heel pak langer in Chiang Mai hangen dan dat ik eerst gepland had. Wat ik deze week gezien en gevoeld heb, heeft me over de streep getrokken. Het is ongelooflijk hoe mijn lichaam reageert op de Qi Gong en de acupunctuur. Op maandag, woensdag en vrijdag heb ik naast de normale Qi Gong ochtendsessies in de namiddag acupunctuursessies gehad. Daar gingen mijn middagdutjes. Maar het vreemde was dat ik ze eigenlijk niet meer nodig had. In tegenstelling tot de eerste naaldensessie van zondag, kwamen er op maandag en woensdag nog extra draden aan te pas. Er werd zomaar eventjes via ministartkabeltjes elektriciteit op de naalden gezet. Een zeer vreemd gevoel en bij wijlen soms pijnlijk, voornamelijk in het begin als ze aan de knopjes moeten draaien om de voltage juist te krijgen. Soms hoeft er zelfs geen elektriciteit op te zitten, die naald tussen mijn duim en wijsvinger. Djees, wat was dat?! Die aaaauuuwww kwam vanuit mijn tenen! Naalden in mijn buik, in mijn onderbenen, in mijn voeten en in mijn enkels. Draden op mijn buik, benen en voeten. Het voelde alsof ik deelnam aan één of ander uit de hand gelopen experiment. Toch zit er een systeem achter dat experiment. De naalden zaten voornamelijk op de maagmeridiaan. Wat heeft dat nu met een pijnlijke enkel te maken? Ik heb blijkbaar stagnatie van energie in de maagstreek, mijn energie daar zit aan de voorkant, waardoor ik een buikje heb (al die energie draag ik vooraan) en een holle rug heb (geen energie daar, enkel open ruimte). Door het vooraan dragen van de energie is mijn lichaamshouding niet volledig recht en ligt mijn zwaartepunt meer vooraan op mijn voeten en enkels dan mooi in het midden. Mijn oude enkelblessure speelt daardoor op. Een geluk bij een ongeluk want nu kan er iets aan gedaan worden. De energie die vastzit kan losgemaakt worden en mijn lichaam kan opnieuw gebalanceerd worden. Beide kan met de Qi Gong oefeningen maar acupunctuur versnelt het proces. En dat heb ik geweten. Mijn buik is al heel de week opgeblazen, strakgespannen en ziet eruit alsof ik 6 maanden zwanger ben. Volgens Ajahn (wat leraar betekent in het Thai) is dat maar tijdelijk. Het is te hopen! Volgens hem moet ik de energie die daar loskomt naar mijn voeten dirigeren maar dat lukt duidelijk nog niet altijd even goed. Mijn holle rug, waarin vrijdag naalden hebben gezeten, lijkt verminderd. Mijn enkel protesteert als ik 'normaal' ga staan. Sta ik mooi met mijn gewicht in het midden van mijn voeten, is hij tevreden. Voor mij voelt het echter aan alsof ik achterover ga vallen. Dat gevoel vermindert als ik mijn rug minder hol maak, maar daardoor heb ik het gevoel alsof ik een ineengezakte pudding ben. Als ik dan in de spiegel kijk, sta ik effectief mooi recht! Hoe je brein je kan misleiden!

De bovenstaande concepten pas ik nu elke morgen toe in de 7 statics. En blijkbaar lukt dat al goed genoeg om ze ook te mogen toepassen in een vloeiende bewegingsvorm genaamd de '7 star form'. Normaal krijg je die niet in de eerste maand maar Ajahn vindt dat ik sneller vooruit zal gaan, dat mijn lichaam zich sneller uitgelijnd zal hebben door de concepten toe te passen in beweging. Maar dat kan enkel als je genoeg lichaamsbewustzijn hebt. En die heb ik volgens hem door mijn turn- ropeskipping, kung fu en karate-achtergrond. En dat voel ik zelf ook. Als hij zegt voeten parallel zetten, staan ze parallel, knie boven de enkel is knie boven de enkel. Enkel wanneer de hiel eerst moet geplaatst worden heeft mijn lichaam een eigen willetje. Ik mag nog zoveel denken: "eerst die hiel zetten", zeven op de tien keer staan mijn tenen eerst op de grond. Overblijfsel van de dril in het turnen.

Je hebt misschien gemerkt dat ik nog niet praat over energie en energie controleren en sturen. Zover ben ik nog absoluut niet. Het gaat nu alleen nog maar over het fysieke aspect. De energie komt later wanneer het lichaam goed zit. Wat ik af en toe al wel voel is een soort hitte, maar op de verkeerde plaats. In mijn oren. Als je ooit aan je oren bent getrokken dan weet je wat ik bedoel. Dat warm, bonkend gevoel. Dat voel ik dus in de tweede statische oefening (zonder dat ik aan mijn oren ben getrokken!) en dat zou ik moeten voelen in mijn vingertoppen. Van sturen is nog geen sprake, ik hou het nog tegen in mijn schouders. Ja, dat voel ik, in mijn oren.

Een tweede aspect dat heeft meegespeeld in de beslissing om me verder in Qi Gong te verdiepen is mijn gevoel dat er veel meer wijsheid in Qi Gong zit dan in yoga. Voor zover ik het na een kleine twee weken kan beoordelen en vergelijken zie ik het volgende: ik heb twee jaar yoga gedaan en mijn enkels bleven even goed naar binnen vallen, de pijn van de oude blessure bleef er zijn. Twee weken Qi Gong en er is al heel wat veranderd. Yoga werkt net als Qi Gong met energie maar op een heel andere manier. Volgens Ajahn met verbeelding en ik volg hem daarin wel. In de yoga werd zo dikwijls gezegd hoe de energie stroomt dat je die op den duur gaat voelen. In de Qi Gong heeft hij mij niets gezegd over energiestromingen, hij wilde er zelfs niet op antwoorden als ik ernaar vroeg. Ik zou dat zelf wel ervaren en dan zou het echt zijn, niet vanuit een soort inprenting. Toen ik zei dat mijn oren warm werden, moest hij eens lachen: "Real energy, no imagination but wrong place, send it to your fingers." Hoe ik dat dan moet doen moet ik zelf maar uitzoeken. Uitdaging noemen ze dat. Nog een verschil tussen yoga en Qi Gong is het gebruik van energie. Yoga gebruikt dit om zo snel mogelijk de verlichting te bereiken, Qi Gong gebruikt het om je lichaam te helen en om er andere mensen mee te helpen. Zij gebruiken de boeddhistische/taoistische leer om dieper in de spiritualiteit te gaan. Wat dit systeem, en dan bedoel ik het systeem dat Ajahn toepast, voor mij nog interessanter maakt is zijn manier om zijn kennis van acupunctuur, massage, Chinese geneeskunde, Thaise geneeskunde, ayurveda, westerse geneeskunde en spiritualiteit samen te brengen tot een individuele aanpak voor elk van zijn patiënten en zijn instructeurs. Ik kon er op dag 2, toen ik al het gevoel had dat ik hier een tijd zou blijven hangen, niet de vinger op leggen maar het is die combinatie die het hem gedaan heeft.

Een derde aspect van mijn beslissing om te blijven was wat ik zien gebeuren heb met een kreupele man. Stel je een beer van een vent voor, 1m90, 120 kg die aan beide voeten een brace draagt, overhelt naar zijn rechterkant, met een wandelstok loopt en daarbij moet ondersteund worden door twee andere beren van venten om niet om te vallen omdat hij zo mank loopt. Zo heb ik hem voor de eerste keer zien toekomen in de clinic, anderhalf week geleden. Mijn eerste gedachte was dat hij een serieus ongeval moest hebben gehad. Later bleek dat hij vijf kogels in zijn rug heeft gekregen waarvan er een aantal niet zijn uitgehaald. Te gevaarlijk. De reden van de kogels die ken ik niet. Ondertussen heb ik hem 5 of 6 keren opnieuw gezien. Hij krijgt bij elk bezoek Qi Gong oefeningen die gebaseerd zijn op de 7 statics, die hij zittend doet en die aangepast zijn aan zijn toestand. Nadat hij daar ongeveer een uur mee bezig is geweest, krijgt hij een acupunctuurbehandeling. Het is ongelooflijk om te zien wat een vooruitgang dat die man gemaakt heeft! Hij loopt nu met een looprek en hoeft daarbij niet meer ondersteund te worden. De eerste keer met het looprek helde hij nog altijd over en moest het looprek verplaatst en tegengehouden worden door zijn helpers. Nu doet hij alles zelf en helt hij niet meer over en dat na anderhalf week! Dit, samen met de veranderingen in mijn eigen lichaam, heeft me doen inzien wat een krachtig systeem dit is. Eentje waarin ik me veel dieper in wil onderdompelen, vandaar de beslissing om de rest van mijn tijd in Thailand te spenderen.

Jamaar en het reizen dan? En al die mooie dingen die je nu niet gaat zien? Die mooie dingen lopen niet weg, die kan ik tijdens andere vakanties ook nog gaan bezoeken. Me 6 maanden onderdompelen in een levensveranderend systeem daarvoor heb ik maar één keer de kans. En die kans wil ik nu met beide handen grijpen. Misschien moet ik de naam van mijn blog maar veranderen want yoga komt er niet meer aan te pas. Deze week is voorbij gevlogen! Ik heb het hier naar mijn zin.

Ook de volgende 2 weken vlogen voorbij. Er was zoveel nieuws te leren, te beleven en te beschrijven. De namiddagsessies kwamen er logischerwijze en bijna ongemerkt bij. De toon en de dagindeling voor de volgende 2 jaar was gezet. 7 dagen op 7, 11 sessies per week, 3 namiddagen vrij. Ongeveer 30 uur Qi Gong training per week. Ik vond het geweldig. Wat niet wil zeggen dat ik geen pijn geleden heb en dat er geen emoties aan te pas kwamen. Maar iets diep in mij wist dat het deze keer de moeite waard was. En dus bleef ik doorgaan en probeerde ik het voor mezelf een plaatsje te geven door het in detail op de blog neer te pennen.

Ik zal beginnen met de lichamelijk symptomen. De opgezwollen buik is verdwenen. Hij is nog niet plat maar dat zou wel eens door het lekkere Thaise eten kunnen komen. Mijn holle rug is echt verminderd. Ik beeld het me niet in! Toen ik gisteren op bed lag, had ik het gevoel dat ik meer ondersteund werd dan anders. Om zeker te zijn dat het niet de matras was, ben ik languit op de vloer gaan liggen. Het was de eerste keer in mijn leven dat ik geen hand tussen mijn onderrug en de vloer kreeg. Whoehaaa!!! Mijn enkel heeft de ultieme test doorstaan: drie uur op Saturday Walking Street aan een supertraag tempo rondgeslenterd omdat er zoveel volk was dat ik niet sneller kon. En dat op flipflops. Vroeger gegarandeerd 's anderendaags problemen. Nu niks! Hij protesteert enkel als ik niet juist ga staan. Dat wil zeggen met mijn gewicht niet in het midden van mijn voeten of mijn voeten niet mooi parallel. Het ineengezakte-pudding gevoel verdwijnt langzaam aan. Als ik nu ga staan zoals ik vroeger altijd stond, voelt het onnatuurlijk aan.

En wat met de energie? Het komt, stilletjes. Ik krijg al geen warme oren meer maar dat wil nog niet zeggen dat ik het naar mijn vingertoppen kan sturen. Ik hou het nog altijd deels in mijn schouders vast, op het punt waar je armen beginnen. En om me daar beter van bewust te maken, heeft Ajahn er aan beide kanten een naald ingestoken. Met die naalden in mijn schouders en eentje in mijn buik moest ik voor de spiegel gaan staan en de eerste statische oefening doen. Kwestie van een connectie te maken tussen die drie punten. Jaaaaa, gemakkelijker gezegd dan gedaan!

Voor de sceptici die helemaal niet geloven in energie heb ik twee anekdotes waarvan ik paf stond. Maar eerst moet ik jullie nog vertellen over een Amerikaanse jongeman van 29 die door een verkeerd gezette stap de ligamenten van zijn enkel gescheurd heeft. Er is een operatie geweest om ze met pinnen terug aan het bot te zetten. Tijdens het herstellen bleek op een morgen dat hij zijn voet niet meer kon optrekken. Dropfoot noemen ze dat. We hebben deze week drie keren samen les gekregen. En omdat het beter is voor hem om nog niet te lang te steunen op zijn voet doen we alle oefeningen zittend. Het zijn dezelfde "simpele" oefeningen die ik normaal staand doe. Door ze zittend te doen, krijg ik er veel meer inzicht in, begrijp ik beter wat er bedoeld wordt met "connectie maken" en komt het energie-aspect te voorschijn.

En daar komt mijn eerste anekdote piepen. Op een gegeven moment was ik serieus gefrustreerd. Na zo ongeveer 100 keer te hebben gehoord dat ik de connectie verloor, dat ik het met mijn spieren vasthield en dat ik het moest laten doorgaan naar mijn vingers, heb ik uitgeroepen: "Maar wat bedoel je daarmee want ik begrijp het niet!" Ajahn heeft het me getoond. Op twee manieren. Eerst bij hem en daarna bij mij. Hou in gedachten dat hij een magere, pezige man is.

Hij gaat in de houding staan (maak vuisten, breng die ter hoogte van je borst naar elkaar toe zodat je een soort cirkel vormt maar je knokkels raken elkaar niet) en zegt: "Duw mijn onderarmen naar binnen"

Ik duw...

Geen beweging in te krijgen.

Hij zegt:"Harder".

Ik ga er met mijn volle gewicht op staan duwen zo hard ik kan.

Geen beweging in te krijgen.

Huh?

Ik kan niet eens een magere, pezige man zijn armen naar binnen geduwd krijgen?Echt?

Hij zegt, met een lach in zijn stem om mijn verwondering: "Dat was connectie, daar zit energie tussen." "En nu ga ik het hetzelfde doen maar ik ga mijn spieren gebruiken, duw opnieuw."

Ik duw opnieuw, ik voel de weerstand van de spieren maar ze geven mee en ik kan zijn armen met wat kracht te zetten naar binnen duwen.

"Dat is wat jij doet, ga staan."

Ikke braaf in de houding. Hij duwt op mijn schouders en zegt: "connectie oké", hij duwt op mijn ellebogen en zegt: "Connectie oké, voel je dat, ik kan ze niet naar binnen duwen." Hij duwt op mijn onderarmen en die geven direct mee. Het is duidelijk, geen connectie daar. Wat mij vooral bijgebleven is, is niet dat ik geen connectie had in mijn onderarmen maar dat ik die wel had in mijn ellebogen. En dan vooral het gevoel dat het gaf als hij die probeerde naar elkaar toe te duwen. Ze gaven geen krimp en toch hoefde ik daar geen moeite voor te doen! Super!

Anekdote twee: En die heeft me echt mijn wenkbrauwen doen fronsen! De kreupele man is, net zoals de twee vorige weken, deze week een drietal keren om zijn behandeling gekomen. Op één van die dagen hebben we samen de zittende oefeningen gedaan. Eén ervan is een soort wiegbeweging maken waarbij je je knie opbrengt en je voet daarna terug stevig op de grond zet. Natuurlijk moet je daarbij de connectie maken tussen je tenen van de opgebrachte voet en je Dan-Tian (je center onder je navel). Na dit een aantal keren gedaan te hebben met de rechtervoet, de voet waarin hij geen gevoel meer in heeft, zegt Ajahn ineens: "Ja, dat is wat je nodig hebt, zie je" en hij begint tegen die voet te schoppen. En dan bedoel ik echt schoppen hé. Die voet bougeert geen ene millimeter! "Dat is wat Qi is, wat Qi doet, zie je!" Een halve minuut later geeft hij er een klein tikje tegen met zijn hand en de voet vliegt zo'n 20 cm opzij. "Maar bij jou is het nog maar tijdelijk, blijven oefenen" is zijn laconiek commentaar. Volgens mij vielen mijn ogen bijna uit hun kassen!

Buiten de Qi Gong heb ik deze week nog heel wat andere kennis opgedaan. Onder andere Boeddhistische meditatiemethoden om meer geconcentreerd te zijn en te blijven die voor mij heel waardevol zijn maar waarmee ik jullie niet ga vervelen. Het zou me te ver leiden om termen zoals samadhi, sati, panya, vittaka en vicara uit te gaan leggen. Degenen die geïnteresseerd zijn moeten maar een keer les komen volgen. Ook heel interessant is de basis van de Chinese geneeskunde: het yin/yang principe en de 5 elementen en hoe dit inwerkt op onze organen. Welke organen zijn yin, welke yang, welk element behoort bij welk orgaan en wat betekent dat dan? Fascinerend! En dan heb ik nog maar een heel klein voorproefje gehad. De uitleg over de meridianen moet allemaal nog komen. Snappen jullie nu waarom ik hier 6 maanden wil blijven? Dit is zo uitgebreid en zo anders dan wat ik ken uit al mijn voorgaande studies! En alhoewel ik dieper in de theorie wil gaan, is het de praktijk die me vastpint. Kan ik leren om met mijn Qi, mijn energie te spelen? En kan ik daarmee mijn gezondheid, mijn lichaam beïnvloeden? Tot nu toe blijkt dat een heel duidelijke ja te zijn. Ik doe honderd keer, misschien wel duizend keer dezelfde oefeningen en toch zijn ze telkens anders. Met elke keer dat ik ze doe wordt er een ander deeltje van de puzzel onthuld. En ik begin samenhang te zien en te voelen. Zullen we wat verder doorgaan op de vergelijking met een puzzel? Ik denk dat iedereen wel eens een puzzel gemaakt heeft. Je begint met alle stukjes uit te spreiden en ze met de tekening naar boven te leggen. Dan zoek je de kaderstukjes en probeer je die aan elkaar te passen. Daarna maak je het binnenste af. Meestal zit daar niet zoveel logica in. Je hebt hier wat stukjes die samen passen, ginder wat stukjes die samen passen en ergens anders ook wat stukjes die samen passen. Dan is het enkel nog een kwestie van al die kleine deeltjes aan elkaar te puzzelen tot één groot geheel. Dat is wat ik nu aan het doen ben, aan het puzzelen. Ik zit nog maar aan het begin van mijn puzzel. Ik ben de stukjes aan het spreiden en de kaderstukjes aan elkaar aan het passen. En omdat ik 7 statics en 7 star doe (7 statische oefeningen en 20 vloeiende oefeningen) kan je zeggen dat ik 27 puzzels tegelijkertijd aan het maken ben. Die dan ergens nog eens gelinkt zijn aan elkaar. Een soort 3D puzzel dus. Van sommige oefeningen is de kader gevormd en begint het binnenste ook duidelijker te worden. Van anderen krijg ik niet eens de kader in elkaar gestoken. Oefening drie is er zo eentje. Ik krijg er geen vat op, ik word er onnozel van.

In mijn momenten van frustratie deelt Ajahn zijn levenslessen uit. Hierbij enkele van zijn uitspraken. Ik heb ze in het Engels laten staan omdat ze op die manier meer zeggen. Mijn reactie erop, al dan niet hardop, heb ik er voor de volledigheid ook maar bijgezet.

"You think too much! You've got already a PhD with your mind, now get one with your body!"

-> AAARGH, ik wéét het! Ik heb de uitknop nog niet gevonden. Als je die weet staan, mag je me dat ook altijd zeggen!

"I give you one small thing to adjust and you loose it all. Too much awareness there."

—> huh? Ik wist niet dat je teveel bewustzijn kon hebben. Maar het klopt wel, als ik me teveel focus op één ding loopt de rest, wat normaal wel goed gaat, ook in het honderd. Interessant!

"It's only illusion, my leg doesn't move."

—> Oh nee? Volgens mij gaat dat been toch van daar naar daar. Doe dat nog een keer! Ah ja, straf, dat been beweegt effectief niet, dat blijft netjes in dezelfde positie. En hoe doe je dat dan? Vanuit je center? Ah, oke.

"Aaah, you see, now you understand it, eh!
It's as simple as 1 + 1 = 2"
—> grote glimlach. Jaaaa, ik voel het verschil. Maar hoe kan hij dat nu zien dat er connectie is of niet? Volgens mij ziet dat er net
hetzelfde uit.

Ik moet nu glimlachen om die laatste uitspraak. Connectie zien bij anderen is iets dat je leert door zelf de
connectie in je eigen lichaam te vinden. Het is iets dat
oefening en tijd vraagt. Het komt wanneer het komt.
Je kan het niet forceren. Je kan het misschien een
handje helpen door naast je eigen practice de houding
van je medestudenten te observeren en te kijken naar
het effect van de correcties op hun uitlijning. Niet
voor beginners, dit! Als beginner worstel je met andere zaken. Zoals tegelijkertijd moeten flowen en settle-
len.

"Flow!... But settle first... Don't stop! Settle... and flow!"
Het komt erop neer dat ik vloei-
ende bewegingen moet maken, dat ik niet
mag stoppen maar dat ik toch ergens een
rustpunt moet vinden in de bewegingen. Ik
heb er een hele voormiddag mee geworsteld
om het uiteindelijk op te geven om het te
proberen te begrijpen. En toen ging het ineens.
Ondertussen is mijn verhoogde nood aan

slaap terug te voorschijn gekomen. Zowel dinsdagnamiddag (na een nacht van 11 uur slaap!) als vrijdag- en zaterdagnamiddag een middagdutje nodig gehad. Straf spul, die Qi Gong. Deze week geen acupunctuur gekregen. Blijkbaar heeft mijn lichaam voldoende aan de Qi Gong oefeningen om zich aan te passen. En dat het zich aanpast dat voel ik. Ineens stekende pijn in mijn schoudergewricht. Je weet wel, daar houd ik de energie tegen hoewel ik dat zelf nooit beseft heb. Omdat pijn niets meer en niets minder is dan een signaal om je houding aan te passen zodat de energie kan vloeien (nog een uitspraak van Ajahn) dat proberen te doen. Pech, het hielp niet. Hem er bijgeroepen om de juiste houding te vinden wat niet evident bleek te zijn. Ontspan, ontspan! Jaja maar hoe doe je dat als het pijn doet?

Goede vraag! En eentje waar ik nog altijd geen eenduidig antwoord op gevonden heb en waarschijnlijk ook nooit zal vinden. Qi Gong werkt op en met het geheel, op en met lichaam en geest. Komt de pijn puur vanuit het lichaam? Of is er een mentale component mee gemoeid? Aan de student om dit zelf uit te vinden. Als instructor kan je enkel zeggen: "Ontspan." En daar heb ik het nog altijd moeilijk mee. Ik zou studenten in pijn zo graag kunnen zeggen wat ze moeten doen om de pijn weg te nemen maar uit eigen ervaring weet ik dat het zo niet werkt. Toch niet altijd. Als jouw houding, jouw uitlijning goed zit, is "ontspan" het enige wat ik je kan meegeven. Deze studente vond dat echter niet voldoende en wilde graag wat meer uitleg.

Ik heb Ajahn na de les gevraagd hoe het komt dat ik nooit last van mijn schouders heb gehad tot met de yoga en nu ook weer met de Qi Gong. Wat maakt dat ik met beweging wel pijn voel en in het normale leven niet? Ik kreeg als antwoord dat het lichaam in het normale leven zo gewoon is aan die verkeerde houding (opgetrokken schouders) dat het dat als 'goed' gaat beschouwen. Door yoga en Qi Gong te doen 'wring' je je lichaam in andere houdingen waar het die verkeerde houding moet laten varen. Daardoor beseft het plotseling dat het ook anders kan. Het lichaam voelt nu het verschil tussen fout en geblokkeerd en goed en stromend. Van het moment dat het nu geblokkeerd staat, geeft het een pijnsignaal. Om te laten weten: "hé, er klopt hier iets niet, doe er wat aan!" Ik moest het maar als een goed ding beschouwen. Het betekende dat ik me meer kon ontspannen in de houdingen, dat ik minder gebruik maak van mijn spieren en daardoor de energie minder afsnijd.

Wat hebben we geleerd? Dat ik teveel nadenk, dat ik het moet loslaten en dat spieren niet altijd een voordeel zijn…

Dat spieren niet altijd een voordeel zijn, heb ik nog vele keren mogen meemaken. Eigenlijk mag je gerust zeggen dat ze nooit een voordeel zijn. Ze zijn nodig om je lichaam te laten bewegen maar dat is het. Je hoeft ze niet te trainen. Je hoeft ze zeker niet te versterken. Het enige wat je daarmee bereikt is dat ze je Qi afsnijden. En laat net je Qi voor je kracht en je gezondheid zorgen. Dat wil je toch niet afsnijden? Ik spreek uit ervaring wannner ik zeg dat het zeer lang duurt om de effecten van spiertraining ongedaan te maken. Ook nu nog, bijna 5 jaar later, zijn er spieren in mijn lichaam die ik soms onbewust opspan. Mijn biceps o.a. Ik kan je verzekeren dat dat geen fijn gevoel is en als het lang genoeg doorgaat, ontstaan er allerlei andere kwaaltjes. Kwaaltjes die je liever niet hebt en die eigenlijk gemakkelijk te voorkomen zijn: "Ontspan die biceps Ils!" Daarvoor moest ik eerst zorgen dat ik verder kon blijven oefenen.

6. INSTRUCTOR COURSE: DE EERSTE 6 MAANDEN

Om me verder op Qi Gong te kunnen toeleggen moest ik er voor zorgen dat ik in Thailand mocht blijven. Zonder visa mag je een maand in het land blijven en die maand zat er voor mij op. Ik moest onherroepelijk het land uit. Toenertijd kon je nog in Laos terecht voor een dubble entry visa dat, als je het goed plande, recht gaf op 6 maanden verblijf, met een border-run na 3 maanden. Tegenwoordig is dat niet meer het geval. Ik heb van de nood een deugd gemaakt en heb de gebruikelijke toeristische trekpleisters in en rond Luang Prabang bezocht terwijl ik wachtte op mijn visa. Qi Gong werd niet op hold gezet. Er was huiswerk te doen.

Huiswerk? Ja, ik heb de opdracht gekregen om elke dag mijn Qi Gong oefeningen (de 7 static en de 7 star) te doen. Ik verbaas mezelf door ze effectief elke dag te doen. Ik ben daar normaal niet zo goed in. Of ik heb geen zin, of ik heb iets anders te doen, of… Je kent ze wel die uitvluchten. Maar nee, ik doe ze. Het moet zijn dat Qi Gong toch iets meer heeft dan al de rest waarmee ik tot nu toe bezig ben geweest. En zweten dat ik doe als ik daar mee bezig ben. De airco op 21 graden en nog drijft het van me af. Straf, want als je het van buitenaf ziet sta je stil en zwaai je wat met je armen. Een ander deel van het huiswerk is om mijn schrijfseltjes over de vorige maand te vertalen in het Engels zodat Ajahn ze kan lezen. Ook een heel werk hoor, maar nog eentje te gaan en dan ben ik erdoor. Het voelt vreemd kwetsbaar aan om dat te doen, het is alsof ik terug in school zit en mijn opstel moet afgeven. En dat was niet met plezier want de leraar Nederlands heeft ooit tegen mij gezegd dat ik geen fatsoenlijk stuk tekst op papier kon gezet krijgen.

Die leraar Nederlands heeft gelijk, de Pulitzerprijs zal ik nooit winnen. Zolang mijn lesgeeftalent mijn schrijftalent overtreft, hoor je mij niet klagen. En daarmee zijn we terug bij Qi Gong aanbeland. Bij het feit dat ik moest beslissen om al dan niet de Instructor Course aan te vangen. Ik had al twee keer nee gezegd tegen Ajahn omdat ik, de wijze woorden aan het einde van de yoga opleiding in gedachten, Qi Gong deed voor mezelf, niet om er les in te gaan geven en omdat ik het nut van nog maar eens een certificaat niet inzag. Nu, Ajahn is niet iemand die certificaten uitdeelt, daar is hij helemaal niet mee bezig en het traject van dit soort Qi Gong leent zich daar niet zo gemakkelijk toe. Het is geen eenheidskoek. Alhoewel we allemaal dezelfde oefeningen voorgeschoteld krijgen, reageert iedereen daar op zijn of haar eigen manier op. Fysiek, mentaal en spiritueel. Je kan niet zomaar zeggen: "Oke, jij hebt 500 uren cursus gevolgd, je kan nu gaan lesgeven." Zo werkt dit systeem echt niet. Toen Ajahn het me een derde keer voorstelde, heb ik hem gevraagd waarom het toch zo belangrijk was om die Instructor Course te doen. Het antwoord zal wel iets gecompliceerder zijn geweest dan hoe ik het hier beschrijf maar het komt erop neer dat als je de Instructor Course doet je jezelf verbindt, ook financieel, om 100 sessies te doen. Waardoor Ajahn een lange termijnvisie heeft. Doe je telkens maar 20 sessies, heeft hij enkel een visie voor die 20 sessies. Omdat ik besloten had om zowiezo nog 6 maanden te blijven zou het zowel voor mij als voor Ajahn beter zijn om de Instructor Course te doen. Ik heb het een aantal dagen laten bezinken en ben er uiteindelijk maar vol voor gegaan. Niet met lesgeven als doel, wel om mijn lichaam en mijn Qi te leren kennen. Dat ging soms goed, soms wat minder goed. En leidde soms tot hilarische situaties. Een greep uit het gevarieerde aanbod, min of meer in chronologische volgorde.

Er is een nieuwke bijgekomen. Haar energie is nogal, hoe zal ik het zeggen? Nogal overal en nergens. Ze kan haar aandacht geen 2 minuten bij de les houden, is door het minste afgeleid, heeft geen enkel lichaamsbewustzijn en kan heel moeilijk correcties aanvaarden. Om één of andere reden eindigt ze altijd naast mij. 't Schijnt dat Ajahn dat met opzet doet, ze tussen mij en Seijin zetten omdat wij blijkbaar goed gefocust, goed gegrond zijn. Hij vindt dat een ideale leerschool. En ik dacht nog wel te vragen of ik niet wat meer afstand mocht nemen omdat ik voel dat ik door haar afgeleid word. Ik zal ermee moeten leren omgaan. Een evenwicht leren vinden tussen concentratie en afleiding.

Dat evenwicht bleek soms ver te zoeken.

Vooral in het begin was het alsof ik al haar rare lichaamsposities overnam. Niks leek nog te lukken, ik gefrustreerd en toen ging het helemaal niet meer natuurlijk. Na een paar keer heel diep in- en uitgeademd te hebben, had ik mijn 'gefocuste en gegronde' zelf teruggevonden en ging het weer beter. Vreemd hoe iemand zo een invloed kan hebben. Ik ben al blij dat mijn medestudenten het ook voelden.

Over massage:

Wat een geluksvogel ben ik toch. Een voetmassage en de andere keer een volledige lichaamsmassage gratis en voor niets krijgen. Ajahn had besloten dat mijn medestudenten hun Qi Massage maar eens moesten oefenen en omdat ik die cursus nog niet gevolgd heb, mocht ik deze keer mijn lichaam uitlenen aan de wetenschap en het ondergaan. En erg dat ik dat vond (niet!). Misschien even uitleggen wat Qi Massage juist inhoudt. Het is een massagetechniek die gebruik maakt van de acupunctuurpunten en daar druk op uitoefent maar veel minder sterk dan bvb bij een Thaise massage. De druk wordt meestal langer aangehouden en gradueel opgevoerd. Daarnaast gebruikt de masseur/masseuse zijn/haar eigen energie om de energie in de "patiënt" te laten stromen. En dat kan je voelen. Niet alleen aan de warmte van de handen van degene die de massage geeft maar ook aan de tintelingen in je eigen lichaam. Luise mocht mij onderhanden nemen. Ze had me heel in het begin van mijn Qi Gong avontuur, net voor één van mijn acupunctuursessies, al eens gemasseerd en zei dat ze een verschil voelde, dat ik beter uitgelijnd was, dat ze mijn voeten niet constant meer hoefde tegen te houden omdat ze de verkeerde kant uit wilden gaan. Leuk om het eens van een ander te horen.

Heel wat later, was er nog goed nieuws:

Ik ben opnieuw het onderwerp geweest van Qi-massage. Altijd leuk om een gratis massage te krijgen en zeker als er op een gegeven moment drie paar handen met je bezig zijn... Blijkbaar was het bedoeld om aan te tonen hoe een holle rug te ontspannen maar ik moet roet in het eten gegooid hebben. Ajahn roept me na de les bij zich en zegt dat hij verbaasd was dat mijn rug al zo ontspannen was. Hij zei dat hij had moeten improviseren want dat er eigenlijk niets meer te ontspannen viel. Op mijn vraag hoe het dan komt dat die rug toch nog altijd hol trekt, antwoordde hij dat het komt omdat ik mijn dijen nog niet kan ontspannen.

Die dijen waren niet alleen de oorzaak van een holle rug, ze hadden ook invloed op iets anders waar ik opnieuw pas later achter kwam.

Volgens Ajahn maak ik vorderingen. Er zijn kleine veranderingen die hij van groot belang vindt. Zoals de zijkanten van mijn voeten. Wie had kunnen denken dat die nog eens belangrijk zouden blijken? Van alle lichaamsdelen waar een man kan naar kijken, pikt hij de zijkanten van mijn voeten eruit. Tja. De zijkanten dus: de meeste mensen die ik ken, kunnen op de buitenkanten van hun voeten gaan staan. Ik kan dat niet, nooit gekunnen. Hoeveel moeite ik ook doe, mijn voeten blijven plat op de grond staan, ze weigeren pertinent om open te draaien. Ik dacht dat dat te maken had met mijn platvoeten maar hier hebben ze daar een andere theorie over. Het schijnt dat ik mijn dijen opspan zonder het zelf te beseffen. Het is zo een natuurlijke staat voor mij dat ik dat niet eens meer voel. En daardoor draaien die voeten dus niet open. En nu plots ineens wel, niet volledig natuurlijk maar de binnenkant kwam een beetje van de grond. Wat wil zeggen dat ik mijn dijen meer ontspan. En meer ontspanning is meer energiestroming en meer innerlijke kracht en meer heling! Jippie!

Ik was heel blij met mijn vorderingen. Die zijn er echter niet vanzelf gekomen. Daar moest voor gewerkt worden. Laten we eerst even terugkeren naar Qi Massage.

Als ik het toch over Qi Massage heb: ik heb opnieuw twee keer het genoegen gehad om ze te ondergaan. De max als ze met twee tegelijkertijd met uw voeten aan't spelen zijn. Iemand aan de ene kant, iemand aan de andere kant en af en toe komt Ajahn er tussen om hen wat aanwijzingen te geven:

"Relax je schouders, en ga dan vanuit je center dieper in dat punt hier"

"AUW"

"Ja, dat punt is gelinkt met de enkel en is nogal gevoelig bij haar."

Grrrrr, ge zijt ermee aan't lachen ofwa? En dan was het mijn beurt. Eerst moest er een stapel matjes tevoorschijn worden gehaald zodat ik op de juiste hoogte kon gaan staan en dan moesten de handen op een bepaalde manier rond de voet worden geplooid. Zoals in de 7de statische oefening, met de schouders relaxed, met de ellebogen relaxed, druk gelijkmatig verdelen over je vingers en niet met je gewicht maar met je center druk zetten. Aaaaaah! Gezweet dat ik heb! Ik zal nog veel mogen oefenen.

En oefenen werd er gedaan:

Opnieuw blijkt Qi Massage geven niet evident te zijn. Zeker niet als de massagetafels eigenlijk zo'n 10 cm te hoog zijn en ik een stapel matjes moet gebruiken om mijn handen in een comfortabele positie te krijgen. En die matjes moeten dan telkens als je opschuift, van de benen naar de rug of van de linkerkant naar de rechterkant, mee verhuisd worden. Blijf dan maar eens in je center. Maar volgens mijn lijdend voorwerp deed ik het niet slecht. Ze zei dat ze de tintelingen tot helemaal aan haar oren kon voelen. Geweldig toch, je houdt iemand haar voeten op een bepaalde manier vast, zorgt dat je in je center bent, doet voor de rest niks en zij voelt het in haar oren.

De massage zou in de volgende maanden en jaren verder geperfectioneerd worden. Niet zozeer door veel massages te geven maar door dieper te gaan in de kennis van mijn eigen lichaam. Daardoor kan je de meridianen met de verschillende punten bij een ander veel sneller vinden. Aan de kennis van het eigen lichaam moest echter nog wat gewerkt worden. Ook nu nog! Ik leer nog elke dag nieuwe dingen over mijn lichaam. Ik wordt gevoeliger voor wat er gaande is. En doordat ik niet meer panikeer bij pijn of discomfort maar het zie als een teken om dieper te gaan, kan ik veel sneller de oorzaak aanpakken. En dat is de schoonheid van dit systeem. Ik ben niet meer afhankelijk van dokters, van pillen, van steunzolen, van massages, van osteopaten en weet ik nog wat. Ja maar hoor ik je al denken, niet iedereen kan 3 jaar in Thailand spenderen om dat systeem te leren. Volledig akkoord, maar dat hoeft ook niet. Vraag het maar aan mijn moeder. Zij heeft haar teacher-dochter maar een paar weken per jaar bij haar (en dan doen we echt niet elke dag Qi

Gong) maar ziet toch enorme verbeteringen. Hoe? Ze doet de eerste 4 van de 7 statics dagelijks. Dat is de sleutel. Toegewijd zijn. Het gewoon doen. Het doet er niet toe dat het niet perfect is. Door de herhaling weet haar lichaam wat er gaat komen, hoeft ze er niet meer bij na te denken en wanneer ik er dan wel ben, is het voor mij gemakkelijk om heel gerichte aanpassingen te doen die zij dan weer in haar practice kan meenemen tot ook dat een gewoonte wordt. Eentje die haar helpt. Zo is het begin van artritis in de vingers teruggedraaid, heeft ze geen nekpijn meer en denkt iedereen dat ze 10 jaar jonger is dan ze in werkelijkheid is. Daarenboven begint het begrip te dagen dat alles voorbij gaat, ook ziekte. Waar ze vroeger nog naar de huisdokter ging voor een verkoudheid, neemt ze nu gemberthee en laat ze haar lichaam het werk doen. Als ze dan toch naar de dokter gaat, kan die alleen maar constateren dat alles goed is. Beter dan vorig jaar zelfs: "Jouw cholesterolgehalte is gedaald, nu al het derde jaar op rij. En die blockage in je nek is weg." Dank u Medical Qi Gong!

Maar er is altijd wel wat bij te leren en het proces gaat door, elke dag. Ik kan het niet beter zeggen dan met dit Zen gezegde: You're perfect as you are, but there is always room for improvement. Mijn enkel en mijn rug smeekten om verbetering.

En toen speelde mijn enkel heel erg op. Met heel erg bedoel ik dat ik met moeite uit bed geraakte, stapte als een honderdjarige en heel veel pijn had. Ondertussen weet ik, dat ik als ik de enkel probeer te ontlasten door hem schuin te zetten, het alleen maar erger maak op lange termijn. Op korte termijn helpt dat maar het is geen oplossing. De enige oplossing is om de voeten netjes parallel te zetten, de hele afrollende beweging te maken en mooi met je gewicht in het midden te blijven (dus niet zoals een eend gaan waggelen). Doe dit heel traag en met je volledige aandacht voor vijf stappen en de pijn vermindert met sprongen. Helemaal weg gaat hij er niet mee. Ik verwachtte dat Ajahn me een acupunctuursessie zou geven maar nee hoor. Hij vond dit een perfecte gelegenheid om me te leren de pijn te gebruiken en zo de Qi Gong oefeningen verder te perfectioneren. De pijn geeft aan dat ik in die bepaalde stand of beweging niet goed in mijn center ben. Dat ik de druk teveel op de binnen- of de buitenkant van de enkel zet, of mijn gewicht teveel naar voor of naar achteren breng. Ik heb serieus gevloekt vooraleer ik de positie/beweging gevonden had die geen pijn doet maar ik weet nu wel 100 manieren hoe ik het niet moet doen.

Geen acupunctuur voor de enkel, wel voor de rug. En dat terwijl ik daar helemaal geen last van heb. Ja soms is het moeilijk te volgen. Ook voor mij. Nieuwsgierig aagje dat ik ben, gevraagd naar het waarom. Dit is wat ik als antwoord heb gekregen.

"Ik lees je lichaam aan de hand van je bewegingen, ik heb tijdens de Qi-massage gevoeld dat je in je rug leeg bent, er is daar geen connectie. Bij jou zit de connectie enkel aan de voorkant. Ik weet dat acupunctuur het proces van connecteren dat begonnen is met de Qi Gong oefeningen zal versnellen, ik maak de afweging of het waard is om dat herstel te versnellen."

En daarmee wist ik het. Misschien was het ook omdat ik hem gevraagd had of het kwaad kon om op de grond te slapen. Mijn bed is namelijk veel te zacht waardoor ik 's morgens met rugpijn (die vrij snel verdwijnt) opsta. Het kon geen kwaad en dus heb ik heel mijn leefruimte nog maar eens gerearrangeerd. Het bed dient nu als een heel grote zetel en ik heb van een aantal dekens een vloerbed gemaakt. Hoera, geen rugpijn meer 's morgens!

Ik slaap nog steeds op een vloerbed. Gewoon een aantal dekens op de grond en je bed is gemaakt. Handig als je je studio ook gebruikt om les te geven. Dekens de kast in en de ruimte is klaar om studenten te ontvangen. Wanneer die studenten dan horen dat je op de grond slaapt, is hun eerste vraag meestal: "Is dat niet hard? Heb jij geen pijn in je rug 's morgens?" Nee, my dear, dit is het beste kado wat je je rug kan geven. Buiten Qi Gong natuurlijk. En dat hebben we geweten. We? Ja Esra, een Turkse dame die ondertussen lesgeeft in Istanboel kwam ons vervoegen.

E sra heeft anderhalf jaar geleden al 20 sessies gehad. Ze heeft nu besloten om drie maanden intensief Qi Gong te doen om haar rugproblemen verder op te lossen. Ze heeft dezelfde holle rug als ik maar met complicaties naar heupen en benen toe. De complicaties zijn door de eerste 20 sessies verminderd maar de holle rug is er nog steeds. En daarom mag Luise ons een nieuwe vloeiende, beweeglijke vorm aanleren, de 'Fire Form'. Ook mijn holle rug zou daarmee moeten weggaan. Als de tenen een voorbeeld zijn dan heb ik er alle vertrouwen in. De vorm eist echter zijn tol van mijn rug. Tijdens het oefenen voel ik niets, het is maar pas later, als we met andere dingen bezig zijn of als ik thuis in de zetel zit dat de pijn komt opzetten. Gelukkig weet ik dat het een goed ding is. Dat het betekent dat er in die regionen dingen aan het veranderen zijn, daarvoor krijgen we de vorm tenslotte aangeleerd, om de holle rug rechter te maken. Ik moet nu een andere, meer uitgelijnde manier van staan, zitten en stappen vinden want mijn 'oude' manier leidt tot pijn. En ik dacht dat ik mijn lichaam wel kende met de yoga. Ja, zat ik er eventjes naast! Ik kon en kan het nog steeds plooien in redelijk wat richtingen maar kleine subtiele bewegingen vanuit mijn center maken? Vergeet het maar, daarvoor zijn mijn liezen te stijf. Je zou het nochtans niet zeggen als je me ziet dubbelplooien.

Een ander teken dat er in de rugregionen wat aan het veranderen is, is de "blijde wederintrede" van mijn maandstonden. Ik ben 7 maanden maanstondenvrij geweest tot vorige maand. Een aantal kleine druppeltjes. Nee toch! Ik was zo content om er niet meer aan hoeven te denken. De reden waarom ze wegbleven, zeg je? Geen enkel idee en dat deed er voor mij echt niet toe. Maar oké, een paar druppels, als het dat maar is en wie weet is het maar voor één keer. Niet dus, deze maand waren het een paar grote druppels en net zoals vorige maand was ik er op een dag vanaf. Benieuwd wat het volgende maand gaat zijn. Ajahn had me al gewaarschuwd dat ze zouden terugkomen als de energie in de rug zou beginnen te stromen. Natuurlijk eliminatiemechanisme van het lichaam. En daar valt dan weer over te discussiëren. Afhankelijk van de theorie die je aanhangt. Yoga zegt: niet nodig om je maandstonden te krijgen, beter van niet want met het bloed verlies je essentiële levensenergie. Zij hebben zelfs bepaalde poses die ervoor zorgen dat de maandstonden verminderen of zelfs helemaal wegblijven. Misschien was dat de reden dat ze bij mij een pauze genomen hebben. Qi Gong zegt: natuurlijk eliminatieproces van dood materiaal dat nodig is om

je lichaam te zuiveren. Zolang het niet over-
vloedig, niet (of weinig) pijnlijk en aanwezig
is, pas je niets aan en ga je zeker geen rare dingen doen om het te stoppen. Tja, wie geloof je
dan? Ik heb het geluk dat ik er geen last van
heb maar ik wil niet in de plaats zijn van de
vele vrouwen die er elke maand van onder de
voet zijn.

Meer dan 4 jaar later kan ik hetvolgende erover zeggen. Maar eerst even mijn persoonlijk historiek delen.
Ik heb van mijn 18de tot mijn 27ste de anticon-
ceptiepil genomen. Daarna ben ik, gedurende 5 jaar
overgeschakeld op de Nuvaring® om nadien opnieuw
over te schakelen op de pil wegens een zich langzaam
opbouwende allergie voor de ring. Op mijn 34ste ben
ik uit vrije wil en met volle overtuiging met be-
hulp van laser gesteriliseerd. Ik heb mijn maandstonden zien evolueren doorheen de Qi Gong practice.
Eerst van een paar druppeltjes gedurende 1 dag, over
dikke bruin-zwarte slierten gedurende 3 dagen tot
hoe het nu is: een minimale hoeveelheid helderrode
vloeistof, minder dan in mijn pubertijd, gedurende 3
dagen. De dag van de ovulatie en de dag voor de door-
braak van de maandstonden voel ik soms een zeu-
rende pijn in de onderrug. De PMS die minstens een
week voor de eigenlijke maandstonden startte en die
gepaard ging met gemoedsschommelingen en vreet-
buien, is zo goed als verdwenen. Sommige maanden
is er wel eens een dag net voor de maandstonden dat
ik me ongewoon depressief voel of dat ik nog eens

een hele reep chocolade verorber. Niet te vergelijken met hoe het 6,7 jaar geleden was. Wie geloof ik nu? De yoga die zegt: "tegenhouden die handel of de Qi Gong die zegt "laat maar komen"? Ik denk dat het een natuurlijk eliminatieproces is dat je niet moet proberen tegen te houden. Langdurige, hevige en pijnlijke maandstonden kunnen met Qi Gong gebalanceerd worden. Ik heb meerdere studenten horen getuigen over hun persoonlijke ervaringen daarmee. Maar wat met de theorie dat je je levensenergie ermee verliest? Theorie die ondersteunt wordt door het feit dat menstruatiebloed groenten, fruit en bloemen sneller laat groeien dan gewoon water. Meststoffen, van welk dier ze ook afkomstig zijn, doen hetzelfde, niet? Wil je dat eliminatieproces ook tegenhouden? Vraag het eens een keer aan de mensen die met constipatie te kampen hebben. Nee, geen constipatie hier maar misschien is dit het ideale moment om het eens over de buik te hebben.

Ik wil het hebben over mijn buik. Er zijn rare dingen mee aan de hand. Neenee, geen diarree of andere vreemde ziektes. Wat dan wel? Wel, mijn buik ziet eruit alsof ik 6 maanden zwanger ben. Je kan al raden dat ik daar niet echt blij mee ben. Om niet te zeggen dat ik het verschrikkelijk vind. Maar hoe komt dat dan? Goede vraag! Ik zal beginnen bij het begin. Daarvoor moet ik zo ongeveer 25 jaar terug gaan in de tijd (Oh, help, ik word echt oud!) In die tijd was ik een nogal fanatiek turnster. Vier keer per week trainen was heel normaal. En wat kregen wij daar elke training zowat duizend keer te horen? "Trek die buik in!" Het gevolg: mijn buik intrekken is een automatisme geworden waar ik niet meer moet bij nadenken. Het gebeurt gewoon zonder dat ik me daar van bewust ben. En het komt wel van pas, het maakt dat je een mooie houding hebt. Of misschien toch niet? Want waar komt die holle rug vandaan? In ieder geval, ik heb heel wat spieren opgebouwd in de buikregio. Die werden dan ook nog eens versterkt door tijdens de yoga dat rare buikding te doen. Na drie maanden yoga had ik een vrij platte buik. Dacht ik. Dan kom je in Qi Gong en het enige wat je daar hoort is: "Relax je buik, laat het los". Wat? Dit kan je niet menen! Een mens zou er verward door geraken, eerst 36 jaar trainen om mijn buik in te trekken en nu moet ik het tegenovergestelde doen. Wil je me aub uitleggen waarom ik nu ineens mijn buik moet loslaten? Ik hoor niets anders dan intrekken en versterken want dat is goed voor de rug en de houding. Een grote grijns, een vinger die wijst naar mijn rug en de mededeling dat ze er in het Westen niets van snappen. "Laat het los en je zult het begrijpen" en daar moest ik het mee doen. Oké dan, 't is een kwestie van vertrouwen zeker? Dus werk ik aan bewust mijn buik ontspannen en loslaten. Ik heb er een spelletje van gemaakt. Elke keer als ik merk dat ik mijn buik weer ingetrokken heb, doe ik de 'bellyblob'. En dat is zowat 17 keer tijdens een kwartier meditatie, 20 keer tijdens mijn ritje naar de kliniek, 50 keer gedurende de les en nog 100 keer tijdens de rest van de dag. En weet je wat? Ik begin het te begrijpen! Qi Gong gaat uit van het feit dat je geen spieren nodig hebt om kracht en snelheid te ontwikkelen. Net het tegenovergestelde: Spieren zitten alleen maar in de weg van je innerlijke kracht (ook wel Qi of energie genoemd). Wat meer is, als je ouder wordt, gaan je spieren aftakelen, een normaal verouderingsproces. Door spiertraining te doen, ga je dat proces nog versnellen. Het lijkt aan de buitenkant misschien wel dat je sterk bent maar eigenlijk kunnen ze je zo omver duwen. Ik spreek uit ervaring: ik kan mijn leraar omver duwen als hij spierkracht gebruikt maar ik kan hem geen millimeter doen bewegen als hij zijn Qi gebruikt! Het mooie is dat ik het zelf begin te ervaren nu ik mijn buik kan loslaten. Door hem in te trekken hield ik de energie tegen ter hoogte van de maag. En ik mocht me schrap zetten zoveel ik wilde, een klein duwke en ik donderde achterover. Nu ik de buik kan loslaten, gaat de energie naar mijn center en blijft de deze recht staan! Yiehaa! Kracht zonder spieren te gebruiken! En wat meer is, mijn rug trekt zich stilletjes aan meer naar een normale curve. Yiehaa! Kracht om mijn lichaam te genezen! Maar die 6 maanden zwangere buik moet ik er voorlopig bijnemen tot de spieren die ik daar opgebouwd had, begrijpen dat ze niet meer nodig zijn en andere oorden opzoeken en tot ik mijn center tegoei weet liggen want het lukt me nog niet om dit elke keer te vinden. En dat is toch wel de bedoeling. Dat ik die helende kracht op elk moment kan aanboren

Van de buik naar de tenen. Toen Ajahn me tijdens ons allereerste gesprek zei dat mijn halux valgus aan beide voeten zou weggaan, geloofde ik er geen sikkepit van. Terwijl hij me na drie weken zei dat mijn tenen aan het veranderen waren, zag ik helemaal geen verschil. "Waar heeft hij het in godsnaam over? Ik zie het niet, ik zie twee knobbels en ik zie tenen die een hoek van 90° maken." Wat ik niet zag, maar wat hij wel zag, waren niet de grote tenen. Hij zag wat er gaande was met de stand van mijn kleine teentjes en dan meer bepaald de tweede kleinste van rechts. Die teen was krom en drukte altijd tegen de middelste aan zodat ik de nagel heel kort moest houden om geen blaren te krijgen aan diezelfde middelste teen. Het was die tweede kleinste teen waarover hij het had, het was die teen die begon recht te trekken. Het begon me maar veel later te dagen nadat het ineens tot me doordrong dat die nagel geen extra knipbeurten meer nodig had en dat ik al heel lang geen blaren meer gehad had aan de middelste teen. Na twee maanden begon ik zelf verschil te zien. Maar dan van de grote tenen. "Oh wow, kijk nu eens, dit is echt ongelooflijk, mijn grote teen aan de linkerkant leunt niet meer op de volgende teen! Hier moet ik foto's van nemen!"

Ik heb mijn tenen gefotografeerd. Ik wil zwart op wit kunnen bewijzen dat ik hier niet zomaar wat aan het zweven ben, dat er echt een energie is die je lichaam kan helen. Ik ga vanaf nu elke maand een foto nemen van mijn tenen. Waarom van mijn tenen? De mensen die ze ooit gezien hebben, weten het. Voor de anderen: omdat ze krom staan en omdat ik ze recht wil. En als ik dit kan ongedaan maken, is alles mogelijk.

Alles blijkt mogelijk te zijn. De tenen staan recht! Toegegeven, de linker iets rechter dan de rechter. Die rechterkant blijft zich nogal koppig vasthouden aan het laatste restje van zijn oude gewoonte. Misschien is het omdat ik zo aan mijn studenten kan tonen vanwaar ik kom. Als alles perfect is, hoe gaan ze mij dan geloven? Ik herinner me nog goed dat ik dikwijls tegen Ajahn gezegd heb dat hij gemakkelijk praten had. "Jij hebt zo geen holle rug, jij weet niet wat het is." Hij wist het wel want hij heeft een zware rugblessure gehad die hij met Qi Gong genezen heeft. Toch is hij de eerste om toe te geven dat blessures nogal eens opnieuw de kop durven opsteken en dan voornamelijk als je even niet oplettend bent. Zijn rug deed dat ook, meestal na een reis en sleuren met baggage. Je zag hem een beetje stijfjes in de clinic toekomen. Hij liet het lesgeven over aan één van zijn instructors en deed de oefeningen gewoon mee. Een half uurtje later was er van die stijfheid niets meer te zien. Die menselijkheid probeer ik ook door te geven in mijn lessen. Qi Gong mag dan je gezondheidsproblemen oplossen, dat betekent niet dat je er immuun voor bent en dat ze nooit meer terugkomen. Je bent tenslotte geen robot. Het betekent wel dat je de gereedschappen om ermee om te gaan in je eigen handen hebt. Dat je niet meer afhankelijk bent van anderen of van chemische rommel. Je moet je eigen lichaam leren vertrouwen en alle concepten die je erover nahoudt kunnen loslaten. Doe je dat niet krijg je situaties zoals deze.

En dan maakt Ajahn een studente aan het wenen... Niet opzettelijk, als ze gewoon gedaan had wat hij vroeg zou er niets aan de hand zijn geweest. Maar doordat ze haar geloof "ik heb een zwakke rechtervoet en ik kan die niet gebruiken om op te staan" niet kon loslaten, lukte het de eerste twee keren effectief niet om recht te staan. En dan kwamen de tranen. Het moment dat ze stopte met vechten, haar beperkende overtuiging losliet en gewoon deed wat hij vroeg, kwam ze perfect omhoog. En nog altijd wilde ze het zelf niet zien. Ze bleef vasthouden aan het idee dat haar voet niet sterk genoeg was, terwijl ze net het omgekeerde had bewezen. Mensen zijn soms toch vreemde wezens.

Dat mag je wel zeggen. Ikzelf ben zeker geen uitzondering. Soms kijk ik in de spiegel en zie ik nog steeds diezelfde curve in mijn rug en denk ik dat er niets veranderd is. Dat terwijl ik alle bewijzen heb dat er een enorm verschil is met een aantal jaar geleden. Mijn rugzak die nu op mijn rug leunt in plaats van op mijn billen is het grootste bewijs. In sommige opzichten zitten we als mensen dan wel gelijkaardig in elkaar, op andere gebieden zijn we allemaal uniek. En eerlijk toegegeven, ik voelde mezelf een beetje speciaal toen ik met mijn verjaardag een klein kadotje kreeg van Ajahn. Het gaat overal mee naartoe. Zo heb ik mijn Meester altijd bij me.

Voor mijn verjaardag heb ik een kadotje gekregen van Ajahn. Een reizende monnik, 2cm hoog. Het heeft twee betekenissen. Eentje van voorspoed en eentje om me eraan te herinneren om op het juiste pad te blijven, in de traditie van de Boeddha. En dan moet je nadien op hem gaan kloppen! Als we onder studenten de verdedigings- en aanvalstechnieken oefenen raken we elkaar niet. Het is niet de bedoeling om elkaar pijn te doen maar om de positie van je handen, voeten, knieën, heupen etc goed te krijgen zodat je niet omdondert in het geval iemand je echt zou aanvallen en om een reflex van verdediging te kweken ipv geshockt, bevroren te blijven staan. Het meest belangrijke is natuurlijk om de Qi te laten stromen zodat je lichaam zichzelf kan genezen. Omdat we met drie waren, werd er met een doorschuifsysteem gewerkt zodat ieder van ons een keertje tegenover Ajahn kwam te staan. En in plaats van te doen wat hij ons opgedragen had, naar achteren stappen bij een aanval, blijft hij gewoon staan toen ik aan de beurt was. Mijn reactie was om mijn handen bij me te houden ipv door te gaan. Hij quasi verontwaardigd: "Niet stoppen!". Weet je hoe moeilijk dat dat is? Ik heb zeker 5 aanvallen nodig gehad vooraleer ik hem durfde te raken en nog eens 5 vooraleer ik echt durfde door te gaan. En dan nog niet altijd. Zou dat iets vrouwelijk zijn, "geweld" schuwen?

Zich over alles vragen stellen, zou dat ook iets typisch vrouwelijk zijn? Of eerder iets typisch voor mezelf? Ik stelde me enorm veel vragen. En niet alleen over Qi Gong. Soms ging het over wat meer praktische dingen.

Hoe zet ik de dagdagelijkse 'sleur' op papier zodat het een beetje leuk is om te lezen?
Wat is er nu leuk aan om te weten dat ik

elke ochtend van het moment dat ik uit mijn bed kom, na de nodige lichaamsfuncties hun uitscheidingswerk te hebben laten doen, een kaarsje en een wierookstokje aansteek en op mijn kont in kleermakerszit ga zitten om opnieuw mijn ogen dicht te doen. Niet om te slapen maar om met mijn volle aandacht naar mijn lichaamshouding te gaan. Pijntje in de rug? Buik loslaten. Nog niet weg? Bekken kantelen. Gedachten al bij het ontbijt? Hier komen stouterd, blijf bij je schouders, nek, buik, voeten, etc. Is het leuk om te weten dat ik dat nu al doe gedurende 28 dagen? Dat er een groot verschil is in concentratie van dag tot dag? Dat ik het soms opgeef na 10 minuten omdat mijn gedachten met me op de loop gaan? Dat het op andere dagen ineens 45 minuten later is en ik eigenlijk nog niet wil stoppen omdat ik zo gefascineerd ben door de gewaarwordingen in mijn lichaam? Dat er soms een stilte en geluksgevoel over me valt dat met geen woorden te beschrijven is?

Hoe kan ik uitleggen dat de oefeningen me niet gaan vervelen? Dat ik met elke herhaling nieuwe gewaarwordingen ontdek? Dat ik de ene moment de juiste houding vind, de volgende moment hem weer verlies en hem maar pas de volgende dag terugvind of helemaal niet. Dat, alhoewel het aan de buitenkant nog niet echt te zien is (behalve aan de tenen), mijn lichaam evolueert. Ik voel dat mijn liezen zich openen, dat mijn schouders meer ontspannen zijn, dat ik stabieler sta. Maar hoe leg je dat uit aan mensen die duizenden kilometers van je vandaan zitten? Moeilijk hoor!

Honderd dagen heb ik het volgehouden. Honderd dagen elke ochtend in kleermakerszit gaan zitten en gaan observeren wat er in mijn lichaam gebeurde. Ik heb afgezien. Ik heb pijn gevoeld op plaatsen waarvan ik geen idee had dat je er pijn kon voelen. Ik heb gevloekt en gehuild. Ik heb me 100 keer afgevraagd wat ik mezelf toch aandeed. Maar ik heb geleerd. Ik heb geleerd wat stagnatie is. En hoe het leidt tot pijn. Ik heb geleerd wat ontspanning is. Niet alleen lichamelijk maar ook geestelijk. Ik heb geleerd hoe lichamelijke en geestelijke ontspanning hand in hand gaan en geobserveerd hoe pijn verdwijnt als je je kan ontspannen en kan loslaten. Je spieren kan loslaten, maar ook je ideeën over wat "de juiste houding" is. Wat is center? Wat is recht zitten? Ik heb geleerd dat recht zitten iets heel anders is dan het concept dat ik erop nahield. Ik leer nog elke dag. Ik durf al wel eens een dag of twee mijn meditatie overslaan maar door een grotere gevoeligheid voor wat er in mijn lichaam gaande is, boor ik subtielere lagen aan. En al lijkt het soms dat ik terug op een punt stuit dat ik dacht achter me te hebben gelaten, ik weet dat ik op de volgende, diepere schil beland ben. Pijn hoort erbij. Hoe sneller je kan loslaten, hoe sneller je pijn zal verdwijnen. Hoe je kan loslaten, kan ik je niet vertellen, dat ga je zelf moeten uitzoeken. Ik kan je alleen maar zeggen dat als ik het kan, jij het ook kan. Pijn is iets waar we allemaal bang voor zijn, ons oncomfortabel bij voelen, waar we het liefst zo snel mogelijk vanaf willen. Toch heeft pijn jou iets te vertellen. Wil je het horen? Of wil je het zo snel mogelijk onderdrukken met pijnstillers? Wil je een andere manier om met pijn om te gaan? Ben je klaar voor de ontdekkingsreis in je eigen lichaam? Stap voor stap lukt het! Natuurlijk is alle begin moeilijk. Ook voor mij stonden er nieuwe uitdagingen te wachten. Een nieuwe vorm aanleren en onvoorbereid starten met lesgeven om er maar twee te noemen. Vooral dat lesgeven kwam echt uit de lucht gevallen.

En omdat mijn lichaam leert van beweging (niet mijn woorden, Ajahn's woorden) heb ik dan ook maar ineens het tweede deel van de 7 star vorm gekregen. Aaaahaaa, daarvoor moest ik een half uur vroeger komen. Tijdens dat half uur had hij me ook wel eens mogen waarschuwen dat hij me voor de klas zou zetten. Maar nee, hij zegt gewoon dat we zittend beginnen en dat ik de matjes moet klaarleggen om me daarna heel droog te dirigeren naar wat normaal zijn plaats is met de woorden: "jij leidt de meditatie vandaag." Huh, watte, ikke? Euh. Oké dan. Stress? Neu, geen stress. Slik. En dat heeft hij mij twee keer gelapt deze week! Eén ding is zeker, ik weet nu dat ik me aan zoiets mag verwachten. Ik kan maar beter voorbereid zijn. En het is niet bij de meditatie gebleven. Een paar dagen later werd Ajahn in de namiddag weggeroepen. Ik kreeg een telefoontje net voor de les zou moeten starten dat ik tegen Esra moest zeggen dat ze Belen een massage moest geven, dat Shazia haar vorm moest oefenen en dat ik Carmen de 7 static moest geven. Het voelde een béétje vreemd aan om Esra en Shazia, mensen die een pak langer met Qi Gong bezig zijn, instructies te moeten geven. En dat ik, zelf nog maar net uit de pampers bij wijze van spreken, een nieuweling moest lesgeven. Het was een ervaring...Eentje die me veel geleerd heeft. Vooral over hoe ik het niet moet doen.

De toon was gezet, mijn lesgeefcarriere was, zonder dat ik het in de gaten had, gestart. Er volgden nog meer van die onverwachtte momenten.

Voordat Ajahn vertrekt, roept hij mij bij zich om te zeggen dat ik de twee mannen de stoeloefeningen mag geven. Oké, even de prut uit mijn ogen gewreven, krukjes genomen en die twee naar de keuken gedirigeerd. En dan gaat één van de twee op mijn plaats zitten. Aiai, dat begon al goed. Neenee, ik ben ermee aan't lachen. Het is allemaal heel vlot gegaan. Het enige 'vervelende' aan lesgeven is dat je minder met je eigen lichaam bezig bent en meer met de andere mensen. Daardoor had ik nadien last van mijn onderrug. Oude gewoonte die de kop opsteekt en mijn lichaam protesteert nu: "hé, zo doe je dat niet meer!"

Donderdag was ik opnieuw even van mijn melk toen Ajahn me, 15 minuten voor het einde van de open klas in The Yoga Tree, met een niet mis te verstane vingerbeweging naar voren dirigeert en zegt: "jij geeft deze drie de eerste vier bewegingen van 7 star" Deze drie zijn mensen die al jaren elke donderdag naar de les komen in The Yoga Tree. Euh, oké dan. Nadat de eerste onwennigheid verdwenen was, vond ik het eigenlijk wel heel leuk om te doen. En het grappige was dat één van hen me voor de les nog gevraagd had of ik vandaag hun lerares wilde zijn. Toeval?

Gisteren het derde lesgeefmoment. En nu in het Frans! Dan merk je dat het niet evident is om iets dat er zo ingedrild zit in het Engels eruit te krijgen in een andere taal. Ik ken de woorden in het Frans maar ze komen er niet uit. Ik moest zelfs drie keer nadenken vooraleer ik ze in het Nederlands kon vinden. Ook vandaag heb ik voor de klas (klasje, 3 studenten) mogen staan. Gelukkig was het deze keer gewoon in het Engels, kwestie van mijn hersenen een beetje rust te geven op een zondag.

Van de beelden die diezelfde hersenen produceerden op het moment dat Ajahn met een bezem afkwam, laat ik je hieronder mee genieten.

Ik dacht dat ik zowat alles gezien had. Dat was buiten mijn leraar gerekend. Krijg ik me daar toch een bezem in mijn handen geduwd na de les. Toen ik hem een tijdje geleden zei dat ik de bamboetraining wel leuk had gevonden en dat nog graag eens opnieuw zou doen, had ik wel even iets anders in gedachten.

Even uitleggen: In augustus waren er een aantal namiddagen dat ik de enige student was. Tijdens die namiddagen heb ik een drietal keren les gehad met een lange bamboestok van ongeveer twee meter. Ik moest tegenover hem gaan staan, onze stokken gekruist in de lucht. Hij maakte cirkels met zijn stok en mijn stok moest de zijne volgen zonder dat ze loskwamen van elkaar. Klinkt simpel, is verschrikkelijk moeilijk! Daarna stokken gekruist op de grond en om beurten de stok van de andere wegslaan. Natuurlijk niet zomaar, er zit een techniek achter die je moet gebruiken: slaan vanuit je center en met je innerlijke kracht ipv met je spieren. Doe je dat niet beginnen je armen, je rug, je benen, eigenlijk je hele lichaam pijn te doen. Het doel was om mij te laten voelen dat ik veel te veel spieren gebruikte en er navenant geen kracht

mee kon zetten. Dat er veel meer kracht te halen is uit het relaxen van je spieren en het bewegen vanuit je center. Alhoewel ik heel veel pijn geleden heb, vond ik het superleuk om te doen. Ik zag mezelf al, zoals in de chinese gevechtsfilms alla "Crouching Tiger, Hidden Dragon" of "House of the Flying Daggers" zwaaien met zo'n bamboestok en alle slechteriken tegen de grond maaien. Ja, ik weet het, veel verbeelding. Toen hij me na de les bij zich riep, zei dat hij aan mijn bamboetraining had gedacht, een bezem (zo eentje waar heksen op vliegen) te voorschijn haalde, de hoogte schatte en zei dat het perfect mijn maat was, moet ik een beetje vreemd hebben gekeken want lachen dat hij deed. "Als ik je bamboe leer, kan het beter nuttig zijn hé" was zijn commentaar. Hij heeft me voorgetoond hoe ik de bezem moet vasthouden en hoe ik moet vegen (het is inderdaad hetzelfde als toen met de stok) en vanaf morgen mag ik aan het koertje beginnen. 5 of 10 minuten was voldoende. Ik voelde me echt Karate Kid op dat moment. Die kreeg verfborstels in zijn handen geduwd, ik een bezem. Tot daar mijn verbeelding, geen rondzwaaiende stokken, ik zal de slechteriken met een bezem te lijf moeten gaan. Zou ik het tot in de film schoppen?
Maandag, dinsdag en vrijdag heb ik mij met de fameuze bezem geamuseerd tussen twee

lessen door. Met een demonstratie en de aanmoediging: "Zoek het maar uit, jij kan dat." moest ik het doen. Ik heb duidelijk de truc nog niet gevonden. Het heeft geen twee minuten geduurd of ik had pijn in mijn rug. Dan maar wisselen van hand, weer van dat. Nog maar eens wisselen, andere positie van handen proberen, andere positie van voeten, van rug, van knieën, van heupen. Pfff, nog altijd pijn, ik geef het op. Zo gaat dat koertje niet proper geraken. Zeker niet als er 's nachts nog eens een storm over Chiang Mai raast. Je zag niet meer dat ik iets gedaan had. Maar ach, waarschijnlijk is dat koertje proper maken ook helemaal het doel niet, het doel is te leren bewegen vanuit mijn center. Of dat nu is tijdens Qi Gong oefeningen of met een bezemsteel in mijn handen (opgepast, heks Ils komt eraan, wie niet uit de weg gaat, gaat eraan) maakt niet uit. Maar ik heb dat magische center nog niet gevonden blijkbaar. Mijn rug zegt in ieder geval van niet!

Ondertussen ben ik de trotse eigenares van zo'n echte heksenbezem, van Griekse makelij wel te verstaan, en heb ik de truc eindelijk door. Geen rugpijn meer terwijl ik mijn studio veeg. Van de bamboetraining met "echte" stokken is niets in huis gekomen. De clinic werd steeds populairder waardoor er andere prioriteiten naar de voorgrond schoven. Ook voor mezelf moesten er wat dingen geregeld worden. Na een jaar van levensveranderende ontdekkingen kon ik echt niet meer terug naar een job die ik deed omdat "ik toch iets moest doen" en omdat ze me voorzag van een mooie levensstandaard. Ik kon Qi Gong niet zomaar opgeven. Ik wilde de veranderingen die ik voelde en zag in mijn lichaam verder ontwikkelen en ja, die paar proevertjes van lesgeven vroegen ook om meer. Dus moest er teruggevlogen worden naar België om een job op te zeggen en een huis te verhuren. Naast nog honderd andere dingen die maakten dat drie weken in het voor mij ijskoude België zo voorbij waren.

DEEL III

De weg van Qi Gong

Over lesgeven en loslaten

(Febr 2015-Sept 2017)

7. LESGEVEN, LOSLATEN EN HELEN

Begon ik begin 2015 na het Belgische intermezzo nu aan level 2 of 3 van de instructor course? Ik was de tel kwijt. Het was van weinig belang. Na 7 maanden onafgebroken practice begon ik in te zien wat ik reeds vermeld heb. Dat dit systeem van Medical Qi Gong zich nogal moeilijk leent om opgedeeld te worden in levels, dat het een levenslang leerproces is en dat de ervaringen, hoewel gelijkaardig, heel individueel zijn. Ik had nog steeds geen carrière in Qi Gong voor ogen toen ik terug in Chiang Mai aankwam na mijn Belgisch tussendoortje. Terwijl in België mijn pa met aangepaste Qi Gong oefeningen, dezelfde die de kreupele man gekregen had, herstelde van de plaatsing van een knieprothese, wilde ik gewoon alles wat er te leren viel over Qi Gong verslinden. Het leerproces verliep echter heel anders dan ik gewoon was. Ik ben iemand die vrij gemakkelijk kennis opdoet. Iets een paar keer lezen of horen en het zit in mijn hoofd. Zeker als het een onderwerp is dat me interesseert. Qi Gong is een onderwerp dat me interesseert maar Qi Gong werkt niet met kennis. Qi Gong werkt met herhaling, veel herhaling. Qi Gong werkt met het loslaten van kennis. En met overgave. Dat kan je moeilijk in woorden uitdrukken en daarom wordt er veel met "niet" aangeduid. De favoriete uitdrukking van mijn leraar: "Don't go there." Helemaal gefrustreerd werd ik ervan. Maar nu ikzelf les geef, begrijp ik dat er dingen zijn die je gewoon niet kan uitleggen, waarvoor je enkel wat vage bewoordingen moet gebruiken zodat studenten zich niet gaan vastpinnen op de woorden. Dat is iets wat we absoluut willen vermijden. We willen ons brein zoveel mogelijk erbuiten laten, we willen de taal van ons lichaam leren begrijpen. En dat is een heel andere taal, eentje die weigerde om mijn normaal leerproces te volgen. Mijn brein aan de kant laten, bleek een grote uitdaging. Een verdere verdieping in Qi Massage hielp me daarbij. Hoewel studenten naar de Qi Massage cursus komen om massage te leren, ontdekken ze al heel snel dat massage maar een bijzaak is. De hoofdzaak is je eigen center vinden. Zit dat goed, ga je een goede massage kunnen geven. Niet vanuit spierkracht. Als ontvanger voel je dat verschil. Ikzelf ben heel kieskeurig geworden wat massages betreft. Maar ik loop vooruit.

Het was tijd voor mijn eerste officiële cursus Qi-massage. Twee superinteressante weken. Het rare is dat je eigenlijk niets moet doen dan ontspannen zijn, in je center zijn en je handen op de juiste plaatsen houden. Dan stroomt de energie vanzelf tussen de gever en de ontvanger. En de ontvanger kan dat (maar hoeft dat niet) te voelen als een soort elektriciteit die door zijn lichaam gaat. Dat ontspannen zijn en in je center zijn is natuurlijk de kunst. Een moeilijke kunst. Dan pas wordt je je bewust van alle plaatsen in je lichaam waar je nog spanning vasthoudt! Mijn schouders ontspannen? Ja, dat dacht ik maar. Al bij al viel het redelijk mee met de spanningen. Het is me zelfs gelukt om één van onze studenten in balans te brengen. Toen we begonnen had ze hoofdpijn, was het alsof haar schouders in brand stonden, zoveel hitte straalde daar vanaf, en waren haar voeten ijsklompjes. Na een dik half uur massage waren haar voeten warm, was de hitte in haar schouders gedaald tot een normale lichaamstemperatuur en zei ze dat haar hoofdpijn was afgenomen. Waaw, ik was echt onder de indruk. Het was tastbaar! Niet iets ingebeeld. Natuurlijk had ik dit niet kunnen doen zonder mijn 7 maand practice als basis. Dit is niet iets dat je op één-twee-drie kan leren. Dankbaar dat ik daar nu verder in kan duiken!

Er werd ook verder gedoken in het lesgeven. Niet omdat ik dat persé wilde maar omdat het volgens Ajahn het geschikte moment was. Omdat het een andere manier is om je brein uit te schakelen. Omdat het een aanvulling is op je eigen practice. Jouw studenten zijn je beste leraren. Ze houden je een spiegel voor. Ze geven je de kans om na te gaan of de 'afwijking' die je in hen ziet, ook bij jezelf aanwezig is. Wat bij hen vrij uitgesproken kan zijn, kan in je eigen lichaam heel subtiel aanwezig zijn. Ik leer op die manier nog steeds subtielere lagen van stagnatie in mijn eigen lichaam herkennen. Bij deze dan ook een grote buiging voor en een welgemeend dankjewel aan alle studenten die mijn pad hebben verrijkt en nog steeds verrijken. En hoewel het begin moeilijk was, getuige de volgende twee posts, zou ik het voor geen geld ter wereld willen veranderen.

Qi Gong stond voornamelijk in het teken van lesgeven. Ajahn heeft mij een aantal keer voor de klas gezet en me nadien feedback gegeven en mijn vragen beantwoord. Hij heeft me ook gevraagd om een deel van de lessen te geven terwijl hij een paar dagen in Indonesië is. Ik vind het heel leuk om te doen maar ook best moeilijk omdat degenen die nu in de clinic zijn geen beginners meer zijn. Soms zie ik in hun houding dingen die volgens mij niet helemaal kloppen maar heb ik geen idee hoe ik dat moet aanpassen. Ajahn zal gebombardeerd worden met vragen wanneer hij terugkomt.

Wat een week! Ik heb 5 lessen voor de klas gestaan! Pwoe, dat is toch iets heel anders dan zelf les krijgen. Gelukkig waren we maar met een vier- of vijftal. Dat is genoeg om te beginnen. Thuiskomen, wat eten en in de hangmat gaan liggen was alles waartoe ik nog in staat was! Maar veel geleerd heb ik wel. En gemerkt dat ik nu een aantal dingen begrijp die Ajahn in het begin bij me corrigeerde. Ik herinner me nog heel goed dat hij in een bepaalde beweging wel 100 keer gezegd heeft dat ik naar de zijkant ging in plaats van naar voor, naar de heupen in plaats van naar de voeten en dat ik daardoor stagnatie creëerde in de heupen (stagnatie is nergens goed voor, geeft alleen maar aanleiding tot allerlei klachten, in het extreme geval zelfs tot osteoporose). Ik snapte er niks van, waar heeft hij het over, ik ga toch naar voor! Nu zie ik het, nu begrijp ik het. Het is een subtiel verschil maar duidelijk wanneer het lichaam het eenmaal doorheeft. Ik voel het verschil nu tussen naar de zijkant of naar voor gaan maar de persoon waaraan ik het probeerde uit te leggen snapte er, net zoals ik in het begin, niks van. Dat te zien, maakte dat ik kon meevoelen met haar, ik begreep haar frustratie want ik had die zelf ook doorgemaakt. Maar meer nog begreep ik dat ik nog een lange weg te gaan heb want het is zo gemakkelijk om in oude gewoonten te hervallen. Even een moment van er niet helemaal bij te zijn en huppa daar ging ook ik weer naar de zijkant.

Naast meer lichaamsbewustzijn, bleken er op andere gebieden veranderingen aan de gang te zijn. De eerste die me daarop attent heeft gemaakt was Carmen.

Anderhalf week geleden verschijnt Carmen ineens in de clinic. Wat een leuke verrassing! Carmen heeft in november 2014 een tweetal weken lessen gevolgd en nu was ze opeens terug! Na een halve dag zei ze me dat ze vond dat ik zo erg veranderd was in de vier maanden dat ze me niet gezien had. Niet alleen lichamelijk maar ook innerlijk. Ze zei me dat ik veel meer open was, minder star in mijn denken en meer tolerant naar andere mensen toe. Waaw! Ik wist niet wat te zeggen. Qi Gong brengt blijkbaar meer dan alleen maar lichamelijke veranderingen teweeg!

Inderdaad, langzaam maar zeker traden er veranderingen op en kwam dat on(be)grijpbare loslaten er. Misschien is het fysieke vasthouden deels een gevolg van het mentale vasthouden? Van onbewuste patronen die eerst moeten gezien en erkend worden? Of is het andersom? Je kan in ieder geval zeggen dat het fysieke en het mentale geconnecteerd zijn. Maar omdat het mentale zo vluchtig is, is het veel gemakkelijker om te werken met het fysieke. Ons lichaam laat veel gemakkelijker hardnekkige patronen zien dan onze geest. Je houding, je manier van bewegen zijn vrij consistent in de tijd. Je gedachten daarentegen kunnen van de ene seconde op de andere veranderen waardoor het heel moeilijk is om ingesleten gewoonten en reacties te herkennen. Het is voor ons al moeilijk om ingesleten gewoonten in ons lichaam te herkennen als we er niet op gewezen worden, laat staan in de mind. Daarom werken we in Medical Qi Gong met ons lichaam. Hoe meer we ons bewust worden van ongunstige patronen in ons lichaam, hoe meer we ook mentale patronen kunnen herkennen. Ik kreeg er een voorproefje van in 7 star deel 2.

De bewegingen van het tweede deel van de 7 star vorm had ik al een tijdje geleden gekregen maar er is nooit tijd geweest om er dieper op in te gaan. Tot nu. Door omstandigheden was de laatste helft van de namiddagles privé-les voor mij. Ja watte! Dat was even terug met de voetjes op de grond gezet worden. Ik dacht dat ik goed bezig was maar oude gewoontes zijn blijkbaar heel hardnekkig en steken vooral de kop op in "nieuwe" bewegingen. En het zijn niet alleen de lichamelijke gewoontes die dan weer boven komen, ook de mentale gewoontes (bij mij is dat frustratie dat niet alles van de eerste keer perfect lukt, het allemaal onder controle willen hebben) komen dan duidelijk tot uiting. Het grootste verschil met een aantal maanden geleden is dat ik me er van bewust ben dat dat gebeurt. Ik kan er nu mee lachen in plaats van me er door mee te laten slepen. Zo van "Hupla, daar ga ik weer!" En van het moment dat ik het zie, is de frustratie verdwenen. Waar ze vroeger nog uren na de les kon sluimeren doordat ik gewoon niet doorhad wat ik aan het doen was (mezelf veroordelen omdat het niet van de eerste keer ging zoals ik wilde), verdwijnt ze nu in het licht van mijn bewustzijn. Dus ja, Carmen had gelijk, er is niet alleen lichamelijk wat veranderd.

Die veranderingen gingen door en werden naar mijn gevoel nog wat versneld tijdens mijn eerste Qi Gong Retreat in Bali. Ik wist niet wat ik kon verwachten, alleen dat het een intense ervaring zou worden. Tien dagen van 's ochtends tot 's avonds Qi Gong doen. Ondertussen heb ik 7 retreats in Bali achter de kiezen en weet ik nog altijd niet wat ik mag verwachten want elk retreat heeft een eigen focus die organisch ontstaat afhankelijk van de studenten die aanwezig zijn. De oefenruimte in een Thais Boeddhistische tempel blijft dezelfde, ook de plaats waar we slapen blijft dezelfde, iedere keer weer tovert Ajahn's vrouw de heerlijkste lekkernijen op ons bord maar de duur en de inhoud van elk retreat is telkens anders.

Dat je jezelf en je hardnekkige lichamelijke en mentale gewoontes tegenkomt spreekt vanzelf. Ik herinner me nog levendig dat tijdens mijn eerste retreat ik het op dag 7 wel gehad had. Dan komt loslaten om het hoekje kijken. Hoe doe je dat? Ik ben zeker dat er wat traantjes gevloeid zijn, dat ik een keer of twee, drie uit mijn vel ben gesprongen en dat mijn dagboek volgeschreven werd. Toch was het fascinerend om zowel bij mezelf als bij mijn medestudenten de vooruitgang te merken. Terwijl het eerste retreat voornamelijk in het teken stond van mijn eigen practice, stonden de volgende retreats meer in het teken van hoe les te geven. Ik merkte ook dat in elk volgend retreat het ik-heb-het-nu-wel-gehad gevoel veel later of zelfs niet meer optrad. Ik kon meer en meer meegaan met wat er daar gebeurde. Openstaan, loslaten, stromen. Na het tweede retreat in september 2015 deelde ik het volgende op de blog. En het geeft perfect weer wat er in mijn wereld gaande was.

Het was fijn, leerrijk, zwaar, vermoeiend, bij momenten stressvol, maar bovenal geestverruimend en alle inspanningen waard. Ik heb er enorm veel uit geleerd, zowel voor mijn eigen practice als voor mijn lesgeven. Leren stilzitten gedurende meer dan 2 uur, mijn mond leren houden als ik iets niet direkt begrijp (heel moeilijk voor mij), op een andere manier leren lesgeven, de groep leren aanvoelen, mezelf en mijn automatische reacties zien en proberen te stoppen (nog een heeeel lange weg te gaan) Ajahn proberen te begrijpen als hij (volgens mij) weer in raadsels spreekt. Voor alle duidelijkheid, hij spreekt niet in raadsels, het is ik die niet kan of wil begrijpen/aannemen wat hij zegt. Na een nachtje erover slapen wordt het meestal wel duidelijk. Soms ook niet, dan duurt het wat langer. Hangt ervan af hoe koppig ik wil vasthouden aan mijn eigen ideeën. Ook een aantal andere dingen klikten ineens. "Ah, dat bedoelen jullie met 'connect the backline'." Nu is het te hopen dat het blijft hangen want ik heb al gemerkt dat ik die kliks verlies en terug ga naar mijn oude manier. Ik heb een aantal keren dezelfde klik nodig vooraleer die blijft hangen. De Processie van Echternach (twee stappen vooruit, één achteruit) in Thailand.

De processie van gewaarwordingen was er al vóór dat tweede retreat en ging gewoon door. Ik kon niet anders doen dan observeren en ondergaan. Of dat nu aangenaam was of niet. Spijtig genoeg had ik daar niets over te zeggen. De eerste stap naar verandering en heling is altijd je bewust worden en er niet tegen vechten. Er gewoon door ademen. Je kan meer aan dan je denkt. Die gewaarwordingen gaan trouwens nog elke dag door. Ze zijn minder extreem, meer subtiel dan in die begindagen. Ze zullen ook doorgaan tot op de dag dat ik mijn laatste adem heb uitgeblazen. Vind je dat ontmoedigend? Juist niet! Je lichaam is elke dag, elk moment anders. Qi Gong leert jou om met die veranderende realiteit om te gaan. Om wat gisteren was los te laten en op zoek te gaan naar een nieuw evenwicht. Je lichaam wil je daarbij gewoon een handje helpen, zodat je niet in patronen terechtkomt die jouw gezondheid niet ten goede komen. En soms voelt dat niet zo aangenaam aan.

Voormiddag was een periode van welkom heten. Welkom zeggen tegen vermoeidheid, een rug die pijn deed, enkels die in een kramp schoten, zowat alles in vraag stellen en het liefst terug onder de dekens kruipen (moesten die van doen zijn geweest). Wat was me dat? Namiddag ging het mentaal wat beter. Lichamelijk gebeurde er nog vanalles. Vreemde, nog nooit gevoelde sensaties kwamen en gingen, pijnen kwamen en gingen. Mijn lichaam leek zijn vier seizoenen door te maken in één dag. De hangmat heeft mijn door de mangel gehaalde lichaam zachtjes opgevangen en in slaap gewiegd en heeft daar niet lang voor nodig gehad.

Van het ene uiterste ging het naar het andere uiterste. En dat in een paar dagen.

Het was de meest memorable dag tot nu toe in mijn Qi Gong practice. Whaa, wat er toen allemaal gaande was in mijn lichaam. Nog nooit meegemaakt. Was dat het gevoel van energiestroming? Meer van dat dan aub! Op een gegeven moment leek het alsof ik groeide, alsof ik uitgerokken werd en er meer ruimte kwam in heel mijn lichaam. Alles voelde veel minder zwaar, de curve in mijn rug werd kleiner en het voelde alsof er een last van mijn schouders werd weggenomen. Mijn 7 star nadien ging veel vlotter, dingen waar ik al weken mee aan het vechten was (je voet blijft achter, je houdt het vast in je knieën, vanuit je center in plaats van uit je heupen,...) gingen nu plots ineens alsof het niks was. Super.

Ging het ene min of meer goed, dan kon er verder gewerkt worden aan het andere. De dijen waren niet de enige oorzaak van mijn holle rug, ook de billen hadden er wat mee te maken.

Mijn houding is al heel veel veranderd maar in bepaalde standen span ik nog altijd automatisch en onbewust mijn billen op. Dat turnen heeft zijn sporen nagelaten. Het zijn die sporen die ik nu moet uitwissen want door mijn billen op te spannen, trekt mijn rug hol. En laat dat nu net zijn wat ik de laatste 10 maanden probeer te veranderen! Op een gegeven moment lukte me het om echt in mijn center te zijn en die billen te ontspannen. Waaw, wat een fijn gevoel! Alsof ik geen billen meer had! Veel lichter maar toch veel meer gegrond. En een gevoel van meer ruimte in mijn rug. Ik kon het spijtig genoeg nog niet elke keer terug vinden. En hoe meer ik probeerde, hoe minder het lukte natuurlijk. Geduld is een schone zaak, klik nummer 2 en 3 zullen nog komen. Ik begrijp steeds beter wat de Boeddhisten bedoelen wanneer ze zeggen dat je geen eigenaar bent van je lichaam. Het doet gewoon wat het wil, wanneer het wil. Je kan het alleen een beetje op de goede weg helpen.

Na het eerste retreat zette Ajahn meer en meer in op leren lesgeven. Onze meest senior instructor zou voor een maand of zes een tour gaan doen en vertrouwde haar wekelijkse les in The Yoga Tree, een centrum voor dans, yoga en wellness aan mij toe. D-day: 19 mei 2015. Een maand om me voor te bereiden en klaar te stomen. Dus werd ik heel wat keren onverwachts voor de klas gezet. En waren er voor mij heel wat openbaringen.

Dan was Ajahn dingen aan het uitleggen en zei hij plots: "Ils, now you guide." Moeilijk hoor, om telkens die overgang te maken van student naar iemand die voor de klas staat. Achteraf kreeg ik feedback. Hoe ik dingen kon verbeteren. Of vroeg hij me meer op te letten hoe hij een les opbouwt. "Ooh, daar zit structuur in? Daar is over nagedacht? Echt?" Het lijkt alsof hij dat allemaal ter plaatse uit zijn mouw schud. En deels is dat zo ook. Wat hij doet, hangt af van de mensen die er op dat moment zijn en wat zij nodig hebben. Maar hoe hij het doet, hoe hij het overbrengt, daar zit dus een logica in. Dat was nieuw voor mij.

Ondertussen heb ik meerdere keren gezien hoe Ajahn iemand voorbereid om les te geven. Het komt mijn lesgeven ten goede want ik had de subtielere clues niet van de eerste keer mee. Daarnaast heb ik ook gezien dat we allemaal door hetzelfde gaan. Teveel uitleggen, teveel op details doorgaan, teveel verwachten van je studenten. Ik betrap me er soms nog op. Stuur ook nooit een berichtje met complimenten van één van je studenten door naar je leraar.

Als ik hem mag geloven ben ik een "natural teacher". Hij heeft me zelfs via facebook een berichtje gestuurd om te zeggen dat hij enorm genoten had van de les en dat hij onder de indruk was van mijn duidelijke, gestructureerde uitleg en opbouw van mijn les. Hihi, en dat terwijl ik helemaal niks voorbereid had. Wel fijn om te horen van iemand die zelf al jaren voor een klas vol schoolkinderen staat. Ik heb het berichtje doorgestuurd naar Ajahn. Dat had ik beter niet gedaan want de volgende dag zette hij me terug met mijn beide voetjes op de grond: "Dat doe je zo niet, ga daar staan, let daar op, luider spreken, niet te luid,... " Oké, oké, ik heb het begrepen. Een dikke nek ga ik hier zeker niet krijgen. Daarna leek het wel alsof Ajahn wou zien hoe stabiel ik letterlijk sta in mijn Qi Gong oefeningen. Op het onverwachte een goeie duw krijgen tussen mijn schouders, mijn handen proberen uiteen te trekken, mijn verdediging testen terwijl er drie mannen op stonden te kijken (hun gezicht achteraf, goddelijk!) Een paar keer een goedkeurende knik, één keer zelfs een welgemeende "gooood". Dan denk je dat je goed bezig bent en dan krijg je twee minuten later 700 nieuwe aanpassingen aan je vorm. Zucht. Maar het betekent effectief dat het goed was want anders krijg je die nieuwe aanpassingen niet, dan blijft hij gewoon hameren op de oude. Ontmoedigend? Frustrerend? Nee, gij! Alleen maar als je vergeet dat het goed is om aanpassingen te krijgen.

Alsof getest worden door Ajahn niet voldoende was, gaf het leven mij de ultieme kans om de kracht van Qi Gong voor eens en altijd te bewijzen. Ik kreeg een gebroken elleboog op mijn bord. Een motorfiets kwam met grote snelheid achter een auto vandaan en raakte het voorwiel van mijn fiets. De impact van de val heb ik opgevangen met mijn linkerhand. In eerste instantie dacht ik dat het allemaal wel meeviel. Een paar schrammetjes.

Maar waarschijnlijk onderdrukte de adrenaline de pijn want naarmate de avond vorderde werd die erger en kreeg ik mijn arm ook niet meer recht. Shit, dat was ook al eens gebeurd zo'n 25 jaar geleden maar dan aan de rechterkant. Ik was ervan overtuigd, dat gaat gebroken zijn. Ik wilde echter afwachten tot 's anderendaags want er was geen zwelling, misschien was het wel niks. De nacht was lang en onderbroken. 's Anderendaags nog altijd geen zwelling maar bij elke kleine beweging een scherpe pijn en de arm ging nog minder recht dan de avond van te voren. Van een sjaal een houder gemaakt om de arm in te hangen en een songthaaw genomen naar het ziekenhuis. Een uurtje later het verdict: een breuk in de kop van de radius (één van de twee botten in de onderarm). Ze wilden me in het gips steken maar ik herinner me nog veel te goed wat een hel die zes weken gips aan de rechterkant waren en nog meer wat een hel de revalidatie achteraf was dus ik had zoiets van: "wowowowow, wacht een momentje!" Een aantal Whatsappjes uitgewisseld met Ajahn die op dat moment in Jakarta was met de vraag wat ik het beste kon doen. Natuurlijk wil hij daar

geen eenduidig antwoord op geven:
"Ik heb niet jouw arm, stel vragen: hoe erg is de breuk, wat mag je er nog mee doen, waarom willen ze een gips, gebruik je logica, niet panikeren, wees aanwezig."
Niet panikeren, da's gemakkelijker gezegd dan gedaan. "Oke, Ils, rustig ademen, in en uit. En gebruik je hersenen, je hebt ze voor iets."

Ik ben uit het ziekenhuis gestapt zonder gips. Een strakke elleboogband en een sjaal als mitella waren alle medische hupmiddelen die ik gebruikt heb gedurende mijn revalidatie. Geen pijnstillers. Niet die eerste nacht, ook nadien niet.

Mijn lichaam vertelde me heel duidelijk welke bewegingen ik wel en niet mocht doen. Zolang ik alles stil hield, was er geen enkel probleem. En laat me nu maar ondervinden wat Qi Gong echt kan doen.

Ondervonden heb ik het. Ik heb er alles uitgeperst wat er uit te persen vielen. Ik heb de kracht van Qi Gong getest tot er niets meer te testen vielen. 36 uur na de breuk ben ik ermee begonnen. Volg je mee?

De test is begonnen. Met meditatie. In de Medical Qi Gong meditatiehouding is het de bedoeling om de energie naar de vuisten te brengen. Laat me eens kijken of ik dat kan doen. Uitdaging nummer 1: hoe krijg ik de pols in de juiste positie als het pijnlijk is om de arm te draaien?

"Auw, zo niet."

"Hmm, ik mag geen yang lijn gebruiken. Oké, vanuit de yin lijn dan."

"Hmm, dat werkt. Wooow! Cool!"

Uitdaging nummer 2: vuisten maken.

"Auw! shit! Weer yang lijn gebruikt. Yin lijn Ils! Oké, beter zo."

30 minuten later was ik serieus onder de indruk: mijn vingers die wat gezwollen en stijf waren, bleken in hun normale staat hersteld te zijn en de bewegingsvrijheid in de arm was ietsje groter. Mooi!

Namiddag eens kijken of ik misschien wat andere Qi Gong oefeningen kan doen. 7 static nr 1 tot 3 gedaan. Alles één keertje om uit te proberen.

"Hmm, toch nog wat te pijnlijk."

De volgende dag ging de test verder: opnieuw meditatie. Geen pijn meer, ik weet nu hoe ik de bewegingen moet maken. De arm kwam ook rechter naarmate de meditatie vorderde.

Testdag nr 3: Meditatie is terug zoals het

voor de breuk was (ongelooflijk!) Dus tijd om wat verder te gaan: 7 static nr 1 tot 6. Waar op de eerste testdag bepaalde bewegingen nog heel pijnlijk waren, bleken die op de derde testdag al veel minder pijnlijk te zijn. Waar op testdag 1 de arm nog serieus krom stond, bleek die nu al een pak rechter te staan. Wonderbaarlijk! Nr 7 heb ik niet gedaan omdat leunen op de vingertoppen nog net wat te vroeg is. En hoe zit het met mijn 7 star vorm? Zolang ik werk vanuit de yin lijn gaat die goed, komt de yang lijn piepen (en dat is nogal gemakkelijk het geval omdat ik door het jarenlang turnen voornamelijk beweeg vanuit mijn yang lijn) is er pijn. Interessant wat een gebroken elleboog je kan leren: een nieuwe manier van bewegen waar er meer balans is tussen yin en yang, een snellere manier van genezen (stel je voor dat ik nu in de gips had gezeten met geen enkele mogelijkheid tot bewegen!) en nog meer vertrouwen in het Qi Gong systeem.

Op testdag 4 (dag 5 na het ongeval) kon ik de eerste 6 oefeningen doen zonder iets van pijn te voelen. Wow! Zou nr 7, het leunen op de vingertoppen al gaan? Eens proberen. Hmmm, is precies nog een beetje te vroeg. Maar het sterkte me wel in de overtuiging dat ik mijn Yoga Tree les zou kunnen geven. En ja hoor, ik heb het gedaan. Een week na het ongeval stond ik voor de klas. Een klein klas-

je, met drie mensen en een beetje een aangepaste les omdat ik nog niet alle opwarmings-
oefeningen kon doen. Na die les de trip naar
de clinic gedaan met een songthaaw. Ajahn
was terug en wilde mijn verhaal horen. Toen
hij de schrammen op mijn hand zag was zijn
commentaar met een grote glimlach op zijn
gezicht: "Goeie val, je hebt het center van
je hand maar een centimeter gemist. Volgende keer beter, nog wat meer nummer 2 en
3 oefenen." Ik denk dat mijn ogen bliksems
afschoten! Wat hem nog meer deed lachen
natuurlijk. Maar hij was wel bezorgd en wilde
kijken wat ik al kon en niet kon doen met
de arm. De 7 static gedaan en hij scheen verbaasd te zijn over mijn herstel.
"Pijn?"
"Nee."
"Dat pijn?"
"Nee."
"En dat?"
"Nee."
"Oh"
Hihi, mijn beurt om te lachen. Tja, ik had 5
dagen gehad om uit te vissen hoe ik die yin
lijn moest gebruiken.
En daarmee was de gewone routine weer hersteld. Fietsen zag ik echter nog niet zitten.
Dat moest nog een beetje wachten.
Dag 10 was een echte testdag! Aanvallen en
verdedigen met een gebroken arm. Gelukkig

had degene die tegenover me stond compassie met mij en ging hij niet al te sterk door. Maar daardoor heb ik ervaren dat zolang ik relaxed en connected was, het oke was. Zelfs zonder pijn. Het was alleen even zoeken om die modus te vinden. Als ik kon aanvallen en verdedigen zou ik toch ook wel met de fiets kunnen gaan zeker? Nog een test (dag 11: de fietstest). Ja, het ging maar ik moest heel goed opletten. De schokken waren toch nog wat pijnlijk. Maar met één hand fietsen gaat ook hé.

En dan was het tijd voor de echte test: dag 14 een nieuwe X-ray. En wat bleek? Volgens de dokter was de breuk al voor 60% geheeld. Hij zei me dat hij me binnen drie weken nog eens wil zien en dat ik de arm nog altijd moest inhangen (jaja) zeker niet teveel mocht bewegen (neenee) en rustig aan moest doen (jaja). Ik heb hem maar niet verteld dat ik die arm al vijf dagen niet meer inhing, dat ik naar de afspraak was gekomen met de fiets en dat ik er al vanaf dag 2 Qi Gong oefeningen mee aan't doen was. Ik kon heel zijn wereld toch niet onderste boven zetten? Hij bekeek me nu al vreemd toen ik hem vroeg of ik de geneesmiddelen die hij me gegeven had, kon terug geven. Zware pijnstillers en een ontstekingsremmer die ik echt niet nodig had! Er was geen zwelling, dus ook geen ontsteking. Waarom zou ik dan in godsnaam ontstekingsremmers nodig hebben? En de pijn liet me weten welke bewegingen ik wel en niet kon doen. In plaats van die te onderdrukken met pijnstillers heb ik ernaar geluisterd en er gebruik van gemaakt om mijn lichaam beter te leren kennen. Eigenlijk is het ongelooflijk dat ze je 6 weken in een gips willen steken waardoor je nog eens minstens 6 weken revalidatie nodig hebt om je bewegingsvrijheid terug te krijgen. Op nog geen drie weken deed ik 90% van de normale bewegingen compleet pijnvrij. Ik ben overtuigd. Met geen mogelijkheid krijgen ze mij ooit nog in een gips. Hopelijk hoeft dat ook niet. En hopelijk denken jullie ook twee keer na vooraleer je toestemt met een gips. Je lichaam kan meer dan je denkt!

Wees daar maar zeker van! En wees ook maar zeker dat jijzelf je beste dokter bent. Zoals Hippocrates al zei: "If you are not your own doctor, you are a fool." En dat bleek ook weer uit de discrepantie tussen wat de dokter me 5 weken na de breuk zei en mijn realiteit.

Ik ben gisteren terug geweest voor de laatste foto's en dit is wat de dokter zei: "Het is aan het genezen. Je hoeft niet meer terug te komen maar je mag gedurende de volgende maand niet heffen, duwen en trekken."

"Uhuh."
De 20 liter waterflessen hef ik al twee weken terug op. De zware ijzeren poort van de clinic trek ik open en duw ik dicht zonder enig probleem of pijn. Wat af en toe nog wel wat pijnlijk is, is er gewicht op zetten. We hebben een stretchoefening waarbij we op de grond zitten en leunen op de handen. Als ik dat niet bewust doe, voel ik nog een beetje pijn. Maar voor de rest is alles oké. Plooien, strekken, draaien alsof er nooit iets gebeurd is! En dat na 5 weken! Yeah!

Alsof de heling van een gebroken elleboog niet voldoende was om mijn geloof in de kracht van Qi Gong te bevestigen en te verstevigen, kreeg ik op de dag van mijn laatste ziekenhuisbezoek een kwetsuur van een heel ander caliber voorgeschoteld. Niet bij mezelf weliswaar maar Kathy zou een oudere versie van mezelf kunnen zijn. Toen ik haar ontmoette was ze een Boeddhistische non. Ondertussen heeft ze haar nonnenhabijt afgelegd en woont en werkt ze in Japan. We hebben samen heel wat avonturen beleefd, binnen en buiten Qi Gong. De eerste ontmoeting zal ik echter nooit vergeten.

Gisteren heb ik in de clinic bezoek gekregen van een nonnetje. Eentje die maar even groot was als ik maar die een verschoven wervel had. De "normale" geneeskunde kon niets meer voor haar doen dan haar volstoppen met medicijnen die niet echt schenen te helpen. Zelfs morfine en cortisone deden niks aan haar pijn die uitstraalde naar haar been omdat de sciatische zenuw geraakt was. Een operatie was te duur en wilde ze ook niet. Ondertussen gebruikte ze een corset om haar rug te ondersteunen en dat bleek wat verlichting te geven. Omdat Ajahn in Indonesië is, ben ik aangewezen op mijn eigen oordeel. Wat toch wel wat beangstigend is met zo'n ernstige kwetsuur. Toen ik haar vroeg om haar corset uit te doen zodat ik kon kijken en voelen, was het met een klein hartje. Maar interessant. Ik kon de plaats van de verschuiving heel gemakkelijk voelen. Het was een putje in haar wervelkolom, de spieren errond waren enorm aangespannen en de huid daar was vuurheet. Oke, laat ons eens kijken wat we kunnen doen. Gewoon staan was voor haar al heel moeilijk, zelfs na de aanpassingen aan haar houding. Ook zitten op een stoel bleek pijnlijk te zijn maar dat verbeterde nadat ze het principe van juist te zitten doorhad (op de voeten ipv op de rug en de billen). Omdat ze zelfs sliep met het corset aan, heb ik haar getoond hoe ze op haar zijde kon gaan liggen om haar rug te openen en de pijn te verlichten. Ze was verbaasd dat het kon zonder pijn. Ik heb haar daarna een Qi-massage gegeven van een twintigtal minuten. Opmerkelijk dat achteraf het putje kleiner was geworden, de spieren ontspannen waren en de hitte compleet verdwenen was! Zijzelf was aangenaam verrast en komt morgen terug. Ik ben zo dankbaar dat ik dit kan en mag doen: mensen helpen hun eigen genezingsmechanismen terug te vinden. En hoe dieper ik zelf in mijn practice ga, hoe beter ik dat ga kunnen doen. Dus als ik me op een mindere dag, waarop niks schijnt te lukken, me afvraag waarom ik dit ook weer allemaal doe, zal ik aan dat kleine nonnetje denken. En het me weer herinneren.

Het herstelprocess van Kathy verliep niet altijd even rechtlijnig. Wat niet uitzonderlijk is met Qi Gong maar toen ze die vierde sessie helemaal voorovergebogen binnen kwam gehobbeld, wist ik even niet wat denken.

Mijn hart stond bijna stil, dit kan toch niet van de Qi Gong oefeningen en de Qi-massage zijn? Nee hoor, ze had de dag van te voren een acupunctuursessie van iemand gehad die blijkbaar de yin/yang filosofie niet goed begrepen had. De persoon had enkel aan haar pijnlijke kant naalden gestoken. En hupla, al het evenwicht dat ik met de Qi Gong en de Qi-massage had proberen te verkrijgen ineens naar de vaantjes. Omdat ze niet in staat was om iets van oefeningen te doen, heb ik haar maar direkt op de massagetafel gelegd en na anderhalf uur stond ze terug recht. Ze heeft wijselijk besloten haar volgende acupunctuursessie af te zeggen en te vertrouwen op het systeem dat wij gebruiken. En Ajahn zag dat het goed was toen hij terug was. Hij vond dat ze geen acupunctuur nodig had, de kennis van de oefeningen die ik haar gegeven had en wat tijd zou voldoende zijn om haar terug de oude te maken.

Ze is weer volledig de oude, haar rug vertoont geen enkel spoor meer van wat er gebeurd is, alle wervels zitten netjes terug op hun plaats. Qi Gonggewijs hebben we later samen een val op haar staartbeentje en een verrokken knie behandeld. Al die ervaringen hebben haar doen besluiten om 6 maanden in de clinic te spenderen om dieper in te gaan op het systeem. Weer wat later, toen ik Chiang Mai al achter me had gelaten, heeft ze twee weken bij mij privélessen genomen als opfrissing.

Als ik nu terugkijk, besef ik dat 2015 een heel intens jaar was. Eentje waarin ik enorm veel heb geleerd. Niet alleen op Qi Gong gebied maar ook op persoonlijk vlak. Zowel lichamelijk als emotioneel waren er zoveel veranderingen. Een rug die langzaam maar zeker zijn onnatuurlijke kromming verloor, tenen die rechter en rechter kwamen te staan. Durven neerpennen op de blog dat ik het af en toe ook niet meer wist, dat ik openlijk kwaad was op Ajahn. Toch vond ik het op dat moment allemaal behoorlijk normaal en stond ik er helemaal niet bij stil. Voor mij ging het leven zijn gewone gang.

Ik probeer er zoveel mogelijk in mee te gaan. Dat wil zeggen: gaan slapen als ik moe ben of dat nu om 9u of om middernacht is (of om 8u in de hangmat in slaap vallen, om 11u wakker worden en dan maar naar mijn bed verhuizen) en opstaan wanneer ik wakker word. Dat is op de meeste dagen tussen 5.30 en 6.00u. Soms ook al om 4.30u. Het eerste dat ik nog altijd doe na het opstaan is op mijn yogamat in kleermakerszit gaan zitten en een half uur tot drie kwartier mediteren. De conversaties die in mijn hoofd plaatsvinden zijn op sommige momenten hilarisch. Of er komt altijd hetzelfde liedje opzetten, of ik begin het verleden terug af te spelen, of mijn boodschappenlijstje komt op. Ik zit erbij en kijk ernaar. En vraag me af hoeveel ikken er eigenlijk zijn... en wie/wat is de echte ik dan? En heel soms is er stilte, dan stopt dat getater in mijn hoofd. Heerlijk!

Is het enkel voor die stilte dat ik mediteer? Nee, toch niet. Door de meditatie kan ik in het dagdagelijkse leven beter inzien dat gedachten maar gedachten zijn, gevoelens maar gevoelens, dat die opkomen en weggaan zonder dat ik daar iets moet mee doen. Ik word minder meegesleurd door de onvermijdelijke golven van gedachten en emoties die opkomen en die dikwijls helemaal niets met de realiteit van het moment te maken hebben. En word ik toch meegesleurd kan ik er gemakkelijker uitstappen door gewoon te zien naar wat echt is, in plaats van wat er in mijn hoofd omgaat.

De rest van de dag is gevuld met Qi Gong. Is het niet les volgen dan is het lesgeven. En ik doe beide met heel veel plezier. Lesgeven geeft zo'n voldoening omdat je mensen ziet veranderen. Hun houding wordt meer ontspannen en hun pijnen verdwijnen. Met een meer ontspannen houding krijgen ze dikwijls ook een meer ontspannen kijk op het leven. Zo mooi om die evolutie van dichtbij te kunnen meemaken. En les volgen is zowel fijn als uitdagend. Fijn omdat ik met mijn eigen lichaam kan bezig zijn en niet moet denken aan de anderen. Tegelijkertijd is het uitdagend omdat er telkens diepere lagen worden aangeboord. Of hoe mijn lichaam duizenden herhalingen nodig heeft om een bepaalde spanning die pijn veroorzaakt los te laten. De eerste 1000 herhalingen zijn om te voelen dat er spanning is, de tweede 1000 is om de pijn goed te voelen en de derde 1000 is om de juiste beweging en de ontspanning erin te krijgen. Als het goed is zijn de volgende 1000 nodig om het helemaal te begrijpen en het te kunnen doorgeven. En dan begint het weer van voor af aan met de volgende beweging want gewoontes zijn moeilijk om af te leren. Een iets of wat nieuwe beweging en tjakka, daar is die oude slechte gewoonte weer. En hopla, we zijn weer vertrokken. Zo boeiend dat ik dat blijf vinden.

Nu, ik moet eerlijk toegeven dat er echt wel momenten zijn waarop ik wanhopig denk: "Dit ga ik nooit kunnen, hoe kan ik nu lesgeven als ik het zelf niet eens goed kan doen." Soms blijft het niet alleen bij denken. Dan krijgt Ajahn de volle laag.

"Mijn rug doet pijn en jij zegt alleen maar ontspan, maar hoe kan ik dat ontspannen, er moet toch iets zijn dat ik kan doen! Moet ik meer naar voren, meer naar achteren, WAT?! Niet vasthouden, wat betekent dat? Hoe doe je dat?"

Op zo'n momenten vecht ik met alles en iedereen maar het meeste met mezelf. Met mijn lichaam en mijn geest. En op het moment dat het vechten stopt, tada, gaat het lampje branden! Ik weet dat hoe minder ik vecht, hoe sneller ik het doorheb. En toch, en toch. Het lijkt erop dat ik tot een bepaald kookpunt moet komen vooraleer ik het kan loslaten, vooraleer ik zoiets heb van pfff ik geef het op. En voila vandaag geen rugpijn tijdens de oefeningen, ik had het opgegeven. Ongelooflijk en zo toepasbaar in alles wat ik doe. Go with the flow en dan heb ik het minst problemen. Wil ik het op mijn manier, olala.

Dit kan je een schoolvoorbeeld noemen van hoe vechten met wat is, leidt tot pijn. Emotionele en fysieke pijn. Niet alleen voor jezelf maar ook voor anderen. Mijn lichaam gaf me op dat moment een kans om in het hier en nu te komen. Om mijn aandacht te brengen naar wat echt is. In plaats van die kans te grijpen, ging ik me ertegen verzetten. Ik zag het als iets waar ik zo snel mogelijk vanaf moest. Ik wilde het oplossen met mijn verstand. Maar dat verstand is net een deel van het probleem. Het neemt je weg van het hier en nu, het neemt je mee in een verhaaltje. Een verhaaltje dat zei dat Ajahn mij exact moest zeggen wat ik moest doen om van die "godverdomde" rugpijn af te komen. Dat zei dat zijn richtlijnen te vaag waren, dat ik er niets mee kon doen. Dat me hem in niet mis te verstane bewoordingen deed beschuldigen van geen empathie te hebben. Die woede uitbarsting, die mij waarschijnlijk meer pijn deed dan hem omdat hij begreep vanwaar ze kwam en ik op dat moment niet, bracht me nog verder weg van wat er echt aan de hand was. Namelijk dat ik het verhaaltje dat mijn verstand aan het verzinnen was, geloofde. Ik schreef toen dat ik precies een bepaald kookpunt moest bereiken vooraleer ik kon loslaten. Gelukkig is er ook op dat vlak wat veranderd. Ik zie sneller wanneer mijn verstand weer verhaaltjes aan het verzinnen is. En ik kan uit dat verhaaltje stappen, het loslaten, door naar mijn lichaam te gaan. Me bvb te concentreren op mijn ademhaling. Waardoor het kookpunt niet meer bereikt wordt en waardoor de cyclus van onbewust reageren doorbroken wordt. Eerlijk toegegeven, ik ben ook maar een mens en verre van perfect. Sommige verhaaltjes blijken heel sterk. Maar oefening baart kunst.

8. KIEZEN VOOR MEZELF

Terwijl ik me afvroeg hoe ik in godsnaam les kon geven wanneer ik het zelf niet eens goed kon doen, bleek de realiteit me het antwoord te geven. Ils, je kan het perfect want je doet het. Je houdt de clinic draaiende wanneer Ajahn naar Indonesië is, je brengt nieuwe mensen aan die niet direkt gillend weglopen en je helpt een nonnetje met een verschoven ruggewervel. Wat wilde ik nog meer? Tussen ons gezegd en gezwegen: de perfectie. Ik wilde perfectie, ik wilde dat alles pijnloos en van de eerste keer zou lukken. Zo werkt het niet. Qi Gong is een process. Eentje dat nooit stopt en waar perfectie niet bestaat. Nog steeds zijn er oefeningen waarmee ik worstel. Zelfs tijdens het lesgeven. Maar daarmee kan ik mijn studenten dan weer geruststellen: "Kijk, ik ben ook maar een mens, voor mij na meer dan 4 jaar is het ook nog altijd zoeken naar mijn center. Dit is niet iets dat je in 10 of 20 lessen onder de knie hebt. Wees aub geduldig met jezelf."

Waar 2014 het jaar was waarin alles begon, 2015 het jaar waarin de groeicurve stijl omhoog ging, kan ik 2016 het jaar van de verdieping noemen. Meer en meer kwam er stabiliteit in mijn practice en lesgeven. Er waren minder twijfels of ik het wel goed genoeg deed. Ik voelde ook veel minder de nood om alles op schrift te stellen. De blogpost kwamen onregelmatiger en wanneer ze verschenen gingen ze minder in op het hele Qi Gong gebeuren. Enkel de dingen die me erg aangrepen of verwonderden vond ik de moeite om te delen. Daarnaast begon ik meer en meer te begrijpen dat woorden niet altijd de beste manier zijn om iets over te brengen. Ze kunnen verwachtingen creeëren die jouw persoonlijke evolutie tegenhouden. Zo hoorde ik medestudenten spreken over energiestroming en sensaties die ze daarbij hadden. Ik hoorde het in Keulen donderen. Ik snapte echt niet over wat ze het hadden. Ja, ik voelde af en toe ook wel wat zoals je in de vorige hoofdstukken hebt kunnen lezen. Meestal waren die sensaties van korte duur en kon ik ze niet reproduceren. Ajahn heeft me altijd op het hart gedrukt dat ik me daar helemaal geen zorgen moest om maken en er niet moest op focussen. Hij zei zelfs dat het een nadeel kon zijn omdat je in plaats van te focussen op je houding en je center je je gaat focussen op het hervinden van een bepaalde sensatie. Een sensatie die niet altijd een teken is van in je center zijn. Ik herinner me nog heel goed het volgende voorval terwijl we 7star deel 2 aan het oefenen waren. Plots krijgt één van de studentes te horen: "Ja, dat is het, je bent perfect in center nu!" Haar reactie was een verbaasde: "Maar ik voel helemaal niets." Inderdaad, je hoeft helemaal niets te voelen. Het kan, het mag en het is er soms, en soms ook niet. Observeer het gewoon. Je kan geen twee dagen met elkaar vergelijken, ze zijn telkens anders. Je kan geen twee herhalingen met elkaar vergelijken, jouw lichaam is anders, het heeft geleerd, dus ga niet op zoek naar iets dat er gisteren of daarnet was. Blijf bij wat er zich nu aandient. En dat geldt niet alleen voor Qi Gong maar ook voor het leven in het algemeen. Terwijl ik op zoek was naar wat rust na 3 drukke weken in België die onder andere in het teken stonden van de geboorte van mijn broer zijn eerste kindje, gaf het leven me het tegenovergestelde.

Wat een hectische week! En het lijkt erop dat het nog een tijdje gaat duren. Medical Qi Gong Level 1 is gestart. Ineens 6 nieuwe mensen erbij. Ondertussen ging de "gewone" les voor instructors en patienten door op het terras of in de keuken of in beide als we met teveel waren om in de ruimte te passen. Ajahn vroeg me op bepaalde momenten de Level 1 te volgen, op andere momenten roept hij me weg uit die les om in de keuken te volgen hoe hij voor een ALS patiënt, de oefeningen op maat aanpast. Op weer andere momenten moet ik naar het terras om daar met de andere instructors 7 star te doen. Later in de namiddag nog even naaldjes uit de verpakking halen en goed kijken waar Ajahn ze steekt. Daarnaast zijn er de dinsdag- en donderdaglessen die ik geef in The Yoga Tree en die deze week druk bezet waren (9 en 12 mensen). Krijg ik vrijdagmorgen bevestiging van twee Yoga Tree studenten dat ze maandag willen starten met 20 sessies, hoor ik vrijdagnamiddag van Ajahn dat hij weer een vijftal dagen naar Indonesië moet. Een dag later was hij al vertrokken.

Het leven gaf me niet alleen hectiek maar ook verwondering en bevestiging van de kracht van Qi Gong.

Nu iets wonderbaarlijks. Ik ben al langer overtuigd dat Qi Gong enorm helend is voor het lichaam, toch ben ik telkens weer verbaasd dat het zo krachtig is. En als ik het niet met mijn eigen ogen gezien zou hebben, zou ik het moeilijk hebben om het te geloven. Het gaat over ALS, een ziekte waarbij de spieren langzaam wegteren doordat de zenuwen verharden en de prikkels niet meer doorkomen. De patiënten verliezen langzaam hun motoriek in handen en voeten, komen in een rolstoel terecht en sterven door verstikking omdat de ademhalingsspieren uitvallen. Bij onze patient zie je de afsterving van de spieren in zijn handen duidelijk tussen duim en wijsvinger. In plaats van het normale vlees dat je daar hebt, waren het bij hem echt putjes. Daarnaast is de motoriek van zijn vingers deels uitgevallen en waren zijn handen altijd ijskoud. Door een week Qi Gong oefeningen aangepast aan zijn situatie te doen en een aantal keer acupunctuur te krijgen, heb ik zijn handen zien veranderen. Ze werden warmer, er zat meer beweging in de vingers en het meest magische van al was dat de putjes tussen duim en wijsvinger zich opvulden. Ook hijzelf is onder de indruk want eigenlijk geloofde hij niet dat dit hem zou kunnen helpen. Ik ben echt benieuwd hoe zijn situatie gaat evolueren.

Jammer genoeg heb ik geen nieuws. De persoon is teruggekeerd naar zijn thuisland en zijn normale bezigheden. Hij vond de moed niet meer om verder met Qi Gong bezig te zijn. Zeker bij een degeneratieve ziekte kan je dan niet verwachten dat er mirakels gebeuren. Daarnaast is het als Westerling niet evident om tegen de reguliere geneeskunde in te gaan, om ze overboord te gooien en te leren vertrouwen op je eigen genezingsmechanismen. Hoe pijnlijk ook, voor jezelf en je naasten, de dood is onvermijdelijk. Eén met het leven. Een leven dat op verrassende wijze in de vorm van een Tibetaanse dokter mijn eigen subtiele twijfels deed blootleggen en oplossen.

Eén van mijn Yoga Tree studenten had me gevraagd of ik wilde komen naar een introductie in Tibetaanse geneeskunde die gegeven werd door zijn petekind. Om hem een plezier te doen ben ik gegaan. Ik moet toegeven dat ik geïntrigeerd was door wat die dokter vertelde. Hij zou aan de hand van het voelen van je pols kunnen zeggen wat er mis met je was. Dat wilde ik wel eens weten. Dus heb ik een consultatie met hem vastgelegd en wat bleek? Er was vanalles mis met mij: ik had veel mucus in mijn lichaam, mijn maag en baarmoeder zouden koud zijn (= niet optimaal werken), mijn lever vervet en mijn longen bevatten teveel slijmen. Ik zou wind in mijn darmen hebben en daardoor last van indigestie. Tjakka! Enkel mijn hart was perfect gezond. Allé, toch nog iets. Oh ja en de Qi Gong zou al heel veel goed gedaan hebben voor mijn lichaam. Kan je raden wat het zonder zou geweest zijn? Dood? Mijn bedenkingen erbij: Over mijn baarmoeder had hij gelijk, mijn maandstonden komen elke maand maar duren slechts twee dagen en zijn eerder draderig, klonterig en zwart ipv vloeibaar en rood. Babies maken zou moeilijk zijn. Allé gij?! Laat dat nu net zijn wat ik wil en waarvoor ik vier jaar geleden een ingreep heb ondergaan. Ik veronderstel dat hij ook gelijk heeft over mijn maag want zelfs met al de beweging die ik heb, ben ik er niet mager op geworden (maar ook niet dikker). Hij heeft me aangeraden om 's morgens als eerste een groot glas warm water te drinken. Dat zou helpen om de maag meer warm te maken en zou ook helpen bij de indigestie. Die ik trouwens niet heb. Oeps foutje!

Nu dat glas water lijkt me geen kwaad te kunnen dus doe ik dat maar (test, test). Bij mijn lever kan ik me niets voorstellen maar bij de longen wel. Ik heb(?)/had inspanningsastma en ja soms komen er slijmen naar boven maar volgens mij is dat eerder een gevolg van de luchtverontreiniging in Chiang Mai. Sinds ik Qi Gong doe, is mijn manier van ademhalen zo veranderd dat ik geen last meer heb van inspanningsastma. Als ik vroeger eens goed moest doorfietsen begon ik al te piepen, nu niets meer, zelfs niet bij de luchtvervuiling. Dus daar denk ik dat hij de bal opnieuw misslaat. Hij zei me ook dat een warm klimaat veel beter bij me paste dan een koud klimaat. Daar kan ik hem alleen maar volmondig gelijk in geven.

Ik heb natuurlijk over deze ervaring met Ajahn gepraat. Ik wilde zijn opinie omdat ik toch wel wat geschrokken was. Zoals ik al verwacht had heeft hij me geen rechtstreeks antwoord gegeven. Hij heeft me gevraagd hoeveel waarde ik hecht aan een pols reading door iemand die me éénmaal gezien heeft. Hoeveel ik durf te vertrouwen op mijn Qi Gong practice en mijn steeds groeiende ervaring met wat mijn lichaam me vertelt. Hij heeft me ook gewezen op een tegenstrijdigheid in de diagnose. Volgens de theorie van de 5 elementen heeft de lever een invloed op het hart dus een ongezonde lever en een gezond hart kan in principe niet. Zie maar naar teveel cholesterol, die komt vanuit de lever en heeft invloed op het hart. Conclusie: het was intrigerend om de dokter dat allemaal te horen afleiden vanuit zijn drie vingers op mijn polsen maar door mijn Qi Gong practice ben ik veel meer in tune met mijn lichaam. Daardoor weet ik dat hij er op sommige punten serieus naast zat. Hij heeft me voor mijn gevoel dan ook geen reden gegeven om me zorgen te maken. Volgens mij ben ik goed bezig. Dat is wat mijn lichaam mij vertelt en waar ik kan op vertrouwen.

Ook Qi-massage sterkte me in dat vertrouwen. Ajahn hamert altijd op herhaling, herhaling en herhaling. Flying time in zijn woorden. Een tweede keer dezelfde cursus meedoen heeft me aan de lijve doen ondervinden wat een vooruitgang ik had doorgemaakt en hoe mijn lichaam zoveel gevoeliger is geworden. Of was het lichaam altijd al gevoelig maar was ik me er niet van bewust?

Qi-massage level 1. Hoewel ik die cursus vorig jaar gevolgd heb, heb ik er nu meer aan gehad. Ik voel veel beter waar de punten zitten, zowel bij mezelf als bij de anderen. Maar dat wil ook zeggen dat ik veel beter voel wanneer ze ernaast zitten of wanneer er druk uitgeoefend wordt door spierkracht (auw pijnlijk). Daardoor was het waarschijnlijk ook veel vermoeiender. We startten elke dag om 9u en eindigden niet voor 18u. Lange maar interessante dagen!

Zeker interessant, ook omdat ik veel massages gehad heb tijdens mijn yoga-opleiding. Bijna elke week ging ik er eentje halen. Ik had dat toen nodig om mijn spieren te laten losmaken want zelfs yoga met al zijn stretchen kon dat niet voor elkaar krijgen. En hoe harder de massage hoe liever. Als het geen pijn deed was het geen goede massage. Die mening heb ik moeten herzien. Een goede massage hoeft helemaal geen pijn te doen. Een goede massage helpt je lichaam om zijn evenwicht terug te vinden. Net zoals in Qi Gong practice. De Qi-massage is een extra hulpmiddel daartoe. Door mijn eigen ervaring met yoga en Qi Gong was ik heel rechtdoorzee wanneer mensen me mijn mening vroegen over beide. Het kwam neer op yoga is slecht en Qi Gong is het beste. Stop met je lichaam naar de vaantjes te helpen met yoga, start met Qi Gong en alles komt goed. Ik ben nu wat meer diplomatisch in mijn antwoord. Ik geloof dat eender welk bewegingssysteem zijn waarde heeft. Op een bepaald moment in een bepaald persoon zijn leven. Al is het maar zoals in mijn eigen geval om te merken dat het toch niet dat is. Hoewel mijn verwoording wat minder categoriek is, blijf ik erbij dat deze vorm van Medical Qi Gong iets speciaals is. Het is door iedereen te beoefenen, wat je gezondheidstoestand ook is, wat je leeftijd ook is, wat je voorkennis ook is. Het enige dat nodig is, is een open geest om concepten die compleet het tegenovergestelde zijn van wat je ooit geleerd hebt niet meteen naar de prullenmand te verwijzen. En tijd, tijd om de gewoonten van een heel leven om te zetten in nieuwe patronen. Deze nieuwe patronen in lichaam en geest helpen je, in tegenstelling tot andere methoden, echt. Dat heb ik met mijn eigen ogen en mijn eigen lichaam kunnen waarnemen.

Laat me eerst wat vertellen over een inzicht dat ik tijdens de Yoga Tree les kreeg. Er komen allerhande soorten mensen naar die les, mensen die op vakantie zijn en die iets van lichaamsbeweging willen doen, mensen die benieuwd zijn wat Qi Gong is, mensen die fysieke problemen hebben en de laatste twee, drie weken ook mensen die al meerdere jaren yoga of andere stijlen van Qi Gong beoefenen. Op het eerste gezicht lijken zij in een perfecte conditie te zijn tot je verder gaat vragen. Allemaal hebben ze wel iets. Maar voornamelijk rug- en schouderpijnen. En eigenlijk hoef ik het niet eens meer te vragen. Als ik hun houding zie, borst vooruit, schouders naar achteren, lichtjes op de hielen geleund, dan weet ik genoeg. En het wordt telkens weer bevestigd. Ik besef meer en meer wat een juweel ik gevonden heb in deze vorm van Medical Qi Gong. Eentje die echt doet wat het beloofd, evenwicht terug brengen in het lichaam. Als iemand met nekpijn die al 5 jaar een andere stijl Qi Gong doet komt zeggen dat ze na een uur onze oefeningen te doen, voelde dat er iets loskwam in haar nek dan weet je het wel.

Toch gaat het niet altijd zonder slag of stoot, het vraagt doorzettingsvermogen want alle kwetsuren die je ooit gehad hebt, komen nog even (of wat langer) hallo zeggen voor ze gaan. Zo speelt mijn linkerknie op deze week. Ik vroeg me echt af waar het vandaan kwam en ben heel ver in mijn geheugen moeten terug gaan tot ergens een turngala meer dan 25 jaar geleden. Toen was die knie ingetaped en ben ik daardoor een aantal keer van de balk gedonderd omdat de tape te vast was. De reden van intaping ben ik vergeten maar het feit is dat die kwetsuur even komt hallo zeggen. Om aan te geven dat het nu de moment is om ze eindelijk op de juiste manier te behandelen. Om die zwakke plek te stimuleren, door de juiste manier van bewegen en staan te vinden. En ja, het is veel gemakkelijker om een pilleke tegen de pijn te nemen maar dat is maar een tijdelijke oplossing. Op lange termijn maakt het het alleen maar erger. Ik ben meer te vinden voor het begrijpen van mijn lichaam (jaja, die wetenschappelijke geest heb ik nog steeds) en dat liefst zonder chemische brol. Is dat niet de reden waarom we allemaal hier zijn? Om onszelf beter te begrijpen? Zowel fysiek als mentaal?

Want kijk maar eens naar wat er in je hoofd omgaat als je ergens pijn hebt! Hoe sterk je je ertegen afzet. En hoe meer je wil dat het weggaat hoe erger het wordt. Hoe meer je in je hoofd gaat zitten, hoe minder je echt gaat voelen wat er in je lichaam speelt. Als ik alleen maar bezig ben met "Grrr, dit doet pijn, ik wil dit niet, waarom doe ik dit ook weer?, …" kan ik niet aanvoelen dat met een klein beetje mijn knie open te draaien de pijn kan verlichten. Hoofd versus lichaam! Je lichaam liegt niet, je hoofd wel! En wij zitten zo in ons hoofd dat we niet eens weten dat we teveel naar achteren leunen, dat de knieën naar binnen vallen, de voeten naar buiten draaien, de schouders opgetrokken zijn, de borstkas gespannen is,… Met alle problemen tengevolge. Blij met dit Qi Gong juweel dat me toelaat om het op te merken en het te kunnen veranderen!

Niet alleen in The Yoga Tree merkte ik wat een juweel deze Qi Gong methode is, ook op andere momenten drong het tot me door. En anders herinnerden 'mijn' studenten me er wel aan.

Ajahn is weer een vijftal dagen in Jakarta geweest en dan neem ik de lessen voor mijn rekening. Niet altijd evident. Verschillende niveau's, verschillende karakters, je kan niet voor iedereen goed doen. Misschien na 30+ jaren ervaring zoals Ajahn maar op dat niveau ben ik nog lang niet. Wat niet wil zeggen dat ik er niet telkens enorm veel uit leer! Door die ervaringen groei ik zowel in mijn lesgeven als in mijn eigen practice. Als ik dan van één van 'mijn' studenten een kunstwerk krijg met een hele symbolische waarde, kan ik niet anders dan oneindig dankbaar zijn voor al wat ik hier meemaak.

De dagen werden weken, de weken werden maanden. Het april retreat in Bali en een aansluitende vakantie in Cambodja waren een welkome afwisseling in de routine van alle dag. Bijna ongemerkt sloop er een soort gelatenheid in mijn doen. Waar ik in het begin van het jaar nog super enthousiast kon zijn over kleine dingen, vroeg ik me halverwege het jaar steeds meer af wat ik in godsnaam aan het doen was. Qi Gong was "werk" geworden, niet meer iets dat ik met plezier deed. Ik had het zelfopgelegde idee dat ik er altijd moest staan, dat ik iets zou missen door afwezig te zijn, dat ik Ajahn zou teleurstellen door nee te zeggen. De druppel die de emmer deed overlopen, was de realisatie dat ik voor iedereen probeerde goed te doen behalve voor mezelf. Ik drukte mijn studenten altijd op het hart om goed naar hun lichaam te luisteren en rust te nemen wanneer het daarom vroeg maar ik volgde mijn eigen raad niet op. Het was dringend tijd om daar verandering in te brengen. In het begin had ik heel wat moeite om nee te zeggen. Er is daar tegenwoordig een modewoord voor: FOMO. Fear of missing out. Maar ik heb doorgezet en het deed me goed.

Wat in de laatste maand belangrijker is geworden is meer tijd voor mezelf. Ik was de voorbije twee jaar volledig toegewijd aan Qi Gong wat betekende dat ik elke dag, 7 dagen op 7, in de clinic was. Het heeft me gebracht tot waar ik ben. Ik ben enorm gegroeid in mijn practice, in mijn lesgeven, in hoe ik in het leven sta. Ik kan daar alleen maar dankbaar voor zijn. De laatste tijd voelde het echter aan alsof ik niet meer in evenwicht was (en laat Qi Gong daar nu net om gaan) alsof ik een deel van mezelf verwaarloosd had. Het deel dat enorm kan genieten van een goed boek, het deel dat creatief is, het deel dat houdt van een diepgaande gedachtenuitwisseling over allerlei onderwerpen, het deel dat graag danst en gek doet. Al die delen schreeuwden om wat aandacht maar ik negeerde ze. Mijn lichaam reageerde. Het gaf aan er genoeg te van hebben, het was uitgeput, moe, lusteloos. Het moment dat ik er gehoor aan gaf en besloot om de zondag vrij te nemen kreeg alles opnieuw kleur. Qi Gong werd opnieuw iets om naar uit te kijken, boeken werden gelezen in plaats van erbij in slaap te vallen, kleine creatieve projecten die al een tijdje in mijn hoofd speelden werden eindelijk uitgevoerd, ik ben gaan dansen. Ik heb het gevoel dat de verschillende delen stilletjes opnieuw in evenwicht komen. Soms moet je ervaren wat onevenwicht is om tot evenwicht te komen. Soms moet je door een periode van "blah" gaan om te kunnen appreciëren wat "yeah" is. Het ene kan niet zonder het andere. Wat zit het leven toch mooi in elkaar.

Het leven zit inderdaad mooi in elkaar. Door voor mezelf te kiezen kon ik er ook weer terug de volle 100% zijn voor anderen. Kon ik weer genieten van les geven en les volgen. Vond ik het vierde september retreat in Bali geweldig.

Alweer een retreat in Bali. Het vierde. En als je het mij vraagt, het beste tot nu toe. Weinig gezever, veel practice. Geen vragen stellen, niet nadenken, gewoon doen, en doen en nog eens doen tot het juist zit. Tot je lichaam het beet heeft. Ik vond het alleszins heerlijk.

Wat ook heel fijn was, was dat ik na meer dan 2 jaar mijn ouders eindelijk kon meenemen naar de clinic. Om ze te tonen waar en met wat ik mijn dagen sleet. Naast een paar dagen samen lesvolgen in de clinic hebben we natuurlijk ook de toerist uitgehangen. Niet alleen in en rond Chiang Mai maar ook in het naburige Cambodja. Nu ze toch in de buurt waren mocht Angkor Wat niet ontbreken. Het was misschien hun enige kans om dat wereldwonder te bezoeken. Voor ik het goed en wel besefte was 2016 voorbij en diende zich een nieuw jaar aan.

9. OP NAAR EEN NIEUW EVENWICHT

Na het bezoek van mijn ouders was het drukke seizoen in de clinic weer aangebroken. Studenten en instructors die terugkeerden, jaarlijkse cursussen die moesten gegeven worden en nieuwe mensen die erbij kwamen. Ikzelf gaf minder les en was terug meer student wat me de kans gaf om te focussen op mijn eigen practice. Het gaf andere instuctor-trainees de kans om te starten met lesgeven en leerde mij dan weer om mijn eigen lesgeven onder de loep te nemen. En dan was er die ene nieuwe patient waar ik het moeilijk mee had.

Én van de nieuwe mensen is een ALS patient. Hij is in een ver gevorderd stadium van de ziekte, wat betekent dat hij het grootste gedeelte van de dag met een machine rondloopt die hem helpt te ademen. En het 'toeval' wil dat Ajahn hem mij toegewezen heeft. Dat wil zeggen dat ik met hem naar de keuken verbannen word en dat we daar samen de oefeningen doen. In een heel erg vereenvoudigde versie want zijn toestand laat niet toe om ze op de normale manier te doen. Niet evident en zeer zwaar. Eerst en vooral omdat hij een degeneratieve ziekte heeft waardoor hij elke dag meer aftakelt maar ook omdat door bepaalde dingen die hij doet en gelooft, hij het er zichzelf niet gemakkelijker op maakt. Hij komt naar ons toe om geholpen te worden maar legt de adviezen die we hem geven naast hem neer. En is dan kwaad dat dingen niet werken. Ik snap het wel dat gewoonten die je al je hele leven hebt moeilijk te veranderen zijn, maar in zijn conditie zou je denken dat het gemakkelijker is. Dat je de adviezen van mensen die jou zo lang mogelijk zelfstandig willen laten functioneren, opvolgt. Toch zie ik een verschil met de eerste keer dat hij kwam. Hij kan zonder zijn ademhalingsmachine voor de tijd dat hij bij ons is, wat varieert van 2 tot 3u en hij loopt minder voorovergebogen wat zijn ademhaling alleen maar ten goede komt. Maar ik zie ook dat zijn kracht in zijn benen heel erg varieert van dag tot dag, wat maakt dat hij soms niet op kan staan uit eigen beweging en geholpen moet worden. Dus een interessante case-study, eentje waar ik veel van leer maar ook eentje die me uitput. De dagen dat hij in de clinic komt, ben ik 's avonds doodop en zit ik negen van de tien keer voor negen uur in mijn bed. Toch ben ik er dankbaar voor want hoe dikwijls heb je de kans om te zien hoe iemand omgaat met een naderend einde? Iedereen gaat dood, dat is een feit. We willen het alleen niet zien, niet geloven dat het elk moment kan zijn. Als je dan in contact komt met iemand die niet anders kan dan het onder ogen zien, is dat een ongelooflijke levensles. Ik hoop dat ik het anders kan doen, moest ik ooit met gelijkaardige omstandigheden geconfronteerd worden.

Was het door de onvermijdelijkheid van zijn ziekte, of had de drukte in de clinic er iets mee te maken? De lange dagen, het idee dat er niets anders meer was dan Qi Gong? Ik begon me vragen te stellen. En echt te beseffen dat elk moment je laatste kan zijn. Wie zegt dat ik er morgen nog ben? Heb ik dan alles gedaan wat ik wil doen? Heb ik alles gezien wat ik wil zien? Al deze overpeinzingen maakten dat ik nood had om er tussenuit te knijpen. Toen Kathy me vroeg om met haar mee naar Japan te gaan, heb ik niet lang getwijfeld. Even alles aan de kant, geen Qi Gong meer voor een tijdje. En dat was wat ik nodig had om te beseffen dat ik Qi Gong echt wel met hart en ziel doe. Die realisatie kwam er tijdens een informeel lesmoment bij een vriendin van Kathy. Ik was meegegaan om te ondersteunen, niet om zelf les te geven. Maar zoals dat gaat lopen de dingen anders dan gepland en heb ik uiteindelijk toch de helft van de les gegeven. Op dat moment daagde het me: "Eigenlijk doe ik dit graag. Eigenlijk is het toch geweldig om op deze manier mensen te kunnen helpen." Op dat moment heb ik ook last minute beslist om aan het 5de retreat in Bali deel te nemen. Weliswaar enkel de tweede week want de eerste week was ik uitgenodigd op een trouwfeest in Cambodja. Terwijl ik in Cambodja was zijn er nog een aantal lesgeefmomenten uit de lucht komen vallen die me sterkten in mijn overtuiging dat ik Qi Gong niet overboord kon gooien. Dat het veel te waardevol was. Ik moest gewoon een ander ritme zien te vinden. Eentje dat me toeliet om naast Qi Gong andere leuke dingen te doen. Of gewoon niks te doen. Terwijl na het retreat in de clinic het gewone ritme werd hervat, liet ik het lesgeven nog meer over aan de andere instructors. Ik voelde dat hun tijd gekomen was en dat mijn tijd om andere oorden op te zoeken aangebroken was. Dat gevoel werd nog versterkt toen ik op een dag, halverwege 2017, al mijn dagboeken heb weggedaan. Zestien schriftjes waarin ik mijn indrukken, emoties en belevenissen van de afgelopen drie en half jaar had neergepend. Het was alsof er een last van mijn schouders viel. Ik voelde me lichter, het verleden was waar het hoorde te zijn, in de vuilnisbak, ik was er klaar mee. Ik stond open voor iets anders. Als er dan plots een mogelijkheid om te gaan lesgeven in Cambodja als het ware uit de lucht kwam gevallen, twijfelde ik niet meer. Het was het juiste moment om al de kennis en de ervaring die ik opgedaan had tijdens mijn tijd in de clinic uit te dragen en anderen deelgenoot te maken van de kracht van dit systeem. 3 jaar, 3 maanden en 13 dagen van hoogtes en laagtes, van verwondering en overdondering, van lief en leed maar vooral van oneindige dankbaarheid. Dankbaar voor de kennis en het geduld dat Ajahn voor mij en zijn andere studenten opbrengt, elke dag weer. Dankbaar voor de opgedane levenslessen, voor de wijsheid die zich in mijn hart genesteld heeft. Dankbaar voor de kansen en de mogelijkheden die ik gekregen heb, voor de mensen die in me geloofd hebben en dat nog steeds doen. Dankbaar voor de steun, de vriendschap en het vertrouwen van studenten. Ik mag dan Chiang Mai wel verlaten hebben, de banden met Ajahn en de TQH gemeenschap blijven sterk. Qi Gong zit in nu mijn bloed, dat krijg je er zo maar niet uit.

WONDERWEG: HET VERVOLG

Mijn (W)Onderweg stopte hier niet. Via een intermezzo in Cambodja ben ik ondertussen in Sitia, Kreta beland waar ik beschikbaar ben om jou in te wijden in de geheimen van Medical Qi Gong. Durf jij je eigen wonderweg aan te vangen? Mijn wonderweg kan maar een wonderweg blijven als er mensen zijn die samen met mij de weg naar een nieuwe manier van bewegen durven aangaan. De eerste stap, één mailtje, één telefoontje of één berichtje moet je zelf zetten. De rest van de weg leggen we samen af. Ik kijk ernaar uit!

Ils

qiflowqigong@gmail.com
www.qiflowqigong.com/contact
www.facebook.com/qigonginsitia
via whatsapp: +30 6948 69 22 67

DANKWOORD

Aan het Leven dat me geschonken is door mijn ouders.

Aan diezelfde ouders die me altijd mijn eigen weg hebben laten gaan.

Aan mijn broer en zijn gezin

Aan mijn vrienden

Aan Ajahn en de TQH community

Aan mijn studenten

Aan alle andere fantastische levende wezens die deel uitmaken van mijn wereld.

Duizend maal dank!

OVER DE AUTEUR

Als kind, geboren en getogen in een klein dorp in België wilde Ils onderzoekster worden. Ze studeerde Farmacie aan de Universiteit van Gent waar ze ook, na een extra masterjaar in de Biotechnologie aan de KU Leuven, haar doctoraat in de Microbiologie behaalde. Na een periode van verschillende jobs die haar geen voldoening gaven besloot ze om een jaar loopbaanonderbreking te nemen. Ze trok naar Azië waar ze via een omweg Medical Qi Gong ontdekte. Ils gaf haar leven een nieuwe wending en dook diep in de eeuwenoude wijsheid van dit systeem. Tijdens dat proces begon ze ook les te geven. Eerst in de clinic onder supervisie van haar leraar, later, ongeveer na 9 maanden ook in The Yoga Tree, een dans- en yogacenter in het hart van Chiang Mai. Ze bleef gedurende meer dan 3 jaar bij haar leraar waar ze oefende, lesgaf en werkte met patiënten met allerhande aandoeningen. Ook assisteerde ze haar leraar met acupunctuur en gaf ze zelf Qi Massages. Na ongeveer 5000 uren Medical Qi Gong practice en lesgeven voelde ze dat het tijd was om de Qi Gong manier te delen met iedereen die hun gezondheid en hun leven in hun eigen handen willen nemen. Om meer te weten te komen over het hoe en het wat kan u een bezoekje brengen aan www.qiflowqigong.com.